Sitzungsberichte der Heidelberger Akademie der Wissenschaften
Mathematisch-naturwissenschaftliche Klasse
Jahrgang 1987, 1. Abhandlung

Heinrich Schipperges

Eine „Summa Medicinae" bei Avicenna

Zur Krankheitslehre und Heilkunde des Ibn Sīnā (980–1037)

Mit 15 Abbildungen

Vorgetragen in der Sitzung vom 25. 4. 1987

Springer-Verlag Berlin Heidelberg GmbH

Prof. Dr. med. Dr. phil. Dr. h.c. Heinrich Schipperges
Institut für Geschichte der Medizin
Im Neuenheimer Feld 305, D-6900 Heidelberg

CIP-Kurztitelaufnahme der Deutschen Bibliothek
Schipperges, Heinrich: Eine „Summa medicinae" bei Avicenna. Zur Krankheitslehre u. Heilkunde d. Ibn Sīnā (980–1037)/Heinrich Schipperges. – Berlin; Heidelberg; New York; London; Paris; Tokyo: Springer, 1987
(Sitzungsberichte der Heidelberger Akademie der Wissenschaften, Mathematisch-Naturwissenschaftliche Klasse; Jg. 1987, Abh. 1)

NE: Heidelberger Akademie der Wissenschaften/Mathematisch-Naturwissenschaftliche Klasse: Sitzungsberichte der Heidelberger...

ISBN 978-3-540-18274-0 ISBN 978-3-662-06844-1 (eBook)
DOI 10.1007/978-3-662-06844-1

Ursprünglich erschienen bei Springer-Verlag Berlin Heidelberg New York 1987.

Satz: K+V Fotosatz GmbH, Beerfelden

2125/3140-543210

Inhalt

1 Einführung 7

2 Leben – Werk – Wirkung 8

3 Das System der Wissenschaften 10

4 Das Haus der Heilkunde 14
4.1 Eine Einführung in die Medizin 14
4.2 Zur „Summa Medicinae“ 15
4.3 Das physiologische Grundgerüst 18
4.4 Zur Pathologie und Pathogenese 22
4.5 Das therapeutische Programm 31

5 Avicennas Lehrgedicht 33

6 Theorie der Lebensordnung und Praxis der Lebensführung 34

7 Avicenna heute! 36

Anmerkungen 38

Literatur 49

1 Einführung

„Von der Tiefe der schwarzen Erde bis zum Gipfel des Saturns habe ich alle Probleme des Universums gelöst. Ich habe die Fesseln jeder Falle und jeder List gesprengt; jeder Knoten wurde gelöst, außer dem Knoten des Todes." Diese stolzen Worte prangen als Motto auf einem Mahnmal zu Hamaḏan und künden vom dialektischen Optimismus einer absoluten Erkennbarkeit aller Dinge. Ganz anders hingegen lauten die Worte auf einem Standbild zu Teheran aus dem Jahre 1954, wo wir lesen: „Obschon sich mein Geist in dieser Wüste sehr beeilte, hat er kein Haar erkannt, wenngleich viel Haar gespalten. Da drinnen im meinem Herzen aber, da erglänzen Tausende von Sonnen, und doch konnte es am Ende nicht einmal eindringen in die Vollkommenheit eines einzigen Atoms." [1]

Zwei Herzen, so scheint es, in einer Brust, zwei Köpfe – und wie viele Gedanken, ein Geist, voll kopernikanischer Stoßkraft, ein Herz aber auch mit geradezu Pascalschem Esprit!

Und noch einen dritten Zeugen sollte ich zur Einstimmung heranzitieren. Der englische Wissenschaftshistoriker Richie Calder schreibt in einem Werk mit dem pompösen Titel „Medizinmänner, Männer und Medizin" (1960) über den gleichen Mann: „Er befaßte sich weitschweifig mit dem Argument, warum die Brüste nicht auf dem Bauch wüchsen, warum der Magen nicht dort wäre, wo das Gehirn sitzt, und warum die Waden sich an der Hinterseite der Beine und nicht an der Vorderseite befänden. Er untersuchte die Natur der Liebe und stellte fest, es sei eine Geisteskrankheit."[2]

Es lohnte sich nicht, über ein solches Machwerk zu reden, wenn das Buch nicht in einer angesehenen Wochenschrift eine Rezension erfahren hätte, die ihm als Sachbuch das höchste Lob zuerkennt. Und auch darüber könnte man zur Tagesordnung übergehen, wenn nicht ausgerechnet dieser Autor einer der einflußreichsten Männer in der UNO wäre, der darüber befindet, wohin die Gelder für unterentwickelte Länder fließen.

Wer aber war dieser Mann, dessen Charakter so sehr – „von der Parteien Haß und Gunst zerrissen" – noch heute in der Weltgeschichte schwankt, auch heute noch, in diesem Jahre besonders, wo alle Welt – in Ost und West – sich anschickt, seinen 950. Todestag zu feiern! Was bedeutet uns dieser Name, den ich nun doch endlich nennen muß: Was bedeutet uns Avicenna?

Ibn Sīnā war Astronom und Geograph, Arzt und Philosoph, Grammatiker und Dichter, und was alles noch mehr! In seiner „Göttlichen Komödie" stellt Dante ihn neben die großen Weisen des klassischen Altertums, neben Aristoteles vor allem, „den Herrn und Meister derer, die da wissen", und er stellt ihn zwischen Hippokrates und Galen, im Höllenkreis freilich, wobei dem Dichter „sich das Herz krampft" angesichts all dieser edlen „Gestalten von so hohem Wert".[3]

2 Leben – Werk – Wirkung

Wer also war Ibn Sīnā? Chronologische Fakten, legendäre Züge und autobiographische Notizen verknüpfen sich zu einem bunten Teppich des Lebens; viele Fäden müssen neu verknotet, mancher Einschlag sollte gewagt werden! Ein verbindliches biographisches Gerüst, in das dann auch all die pathographischen Aspekte eingebaut sein müßten, steht auch tausend Jahre nach seinem Tode immer noch aus. Hören wir gleichwohl die wenigen Daten!

Abū 'Alī al-Husain 'Abd Allāh b. Sīnā al Qānūnī wurde geboren im Jahre 980 in Afšana in der persischen Provinz Ḫūrasan, dem heutigen Usbekistan. In jungen Jahren kommt er nach Buḫārā, wo sein Vater, ein talentierter Finanzmann, hoher Staatsbeamter wurde. Frühbegabt, kann der junge Ibn Sīnā bald den Koran auswendig; er beherrscht die Grammatik, Jurisprudenz, Physik und Philosophie. Er treibt Studien bis tief in die Nacht, hält sich wach mit kalten Waschungen und mit Wein, und wenn er träumt, dann von den Problemen seiner Wissenschaft.

Er selbst berichtet in seiner Autobiographie[4], daß er die Metaphysik des Aristoteles vierzigmal gelesen habe, ohne sie zu kapieren. Endlich sei ihm dann ein Kommentar des Al-Fārābī, der seinerseits wieder des Aristoteles Traktat „De anima" zweihundertmal lesen mußte, in die Hände gefallen und habe ihm die Augen geöffnet. Er geriet darüber so außer Rand und Band, daß er auf die Straße stürzte und Almosen verteilte.

Auf Grund seines theoretischen Wissens in der Medizin wurde er bereits als Siebzehnjähriger zur Konsultation beim Sultan Mansūr in Buḫārā hinzugezogen, so daß er in der Folge die fürstliche Bibliothek benutzen durfte. In jungen Jahren bereits kommt er zu umfangreichen Publikationen und macht sich einen Namen. Er erbt ein bedeutendes Vermögen, beginnt ein Wanderleben an persischen Höfen, wo er als Staatsmann, als Arzt, als Astronom und Schriftsteller wirkt. Auf diesem Wege wird er Wezir des Šamsaddaula Abī Ṭahīr, des Emirs von Hamaḏān, dem antiken Ekbatana. Des Hochverrats angeklagt muß er flüchten, wird gefangen und erhält Festung, jedoch gelingt ihm die Flucht nach Isfahān, wo ihm 'Alā' ad-Daūla b. Dušmanzār von neuem eine Bleibe bietet.

Aus dieser Zeit sind scharfe Epigrammme gegen die Gelehrten – und versteckt auch gegen die Politiker – überliefert, so – nur als Beispiel –: „Weilst du im Kreise von zwei oder drei Nichtwissern, die überzeugt sind, daß ihre Dummheit für Verstand gehalten wird, so versuche einfach, den Esel zu spielen, sonst verleumden sie den, der kein Esel ist, als Ketzer."

Von seiner eigentlichen Arbeitsmethodik aber erfahren wir Wesentliches wiederum aus seiner Autobiographie, wo es heißt: „Ich legte mir Mappen an, und bei jeder Behauptung, die ich überdachte, stellte ich die logischen Prämissen fest und ordnete sie in diesen Mappen. Dann erwog ich, welche Schlußfolgerungen sich aus ihnen ergeben konnten.“ Oder an anderer Stelle: „Wenn mich der Schlaf überwältigen wollte oder ich eine Schwäche verspürte, leistete ich mir einen Becher Wein, um wieder zu Kräften zu kommen. Dann kehrte ich zu meiner Lektüre zurück.“ Überfiel ihn der Schlaf, dann träumte er von seinen Problemen und machte bald daraus wieder Bücher.

Nicht unerwähnt bleiben sollte an dieser Stelle ein Werk, das den größten Einfluß auf die aufgeklärte Geistesgeschichte ausüben sollte, der „Philisophus autodidactus“ (1671), ein Werk, dessen Grundidee auf Ibn Sīnā zurückgeht und seinen „Ḥaiy ibn Yakẓān“, was wörtlich heißt: „Der Lebende, Sohn des Wachenden“. Unter diesem Titel schrieb auch Ibn Ṭufail im andalusischen 13. Jahrhundert seinen Bildungsroman, der schildert, wie der Mensch in völliger Einsamkeit, rein durch Kraft seines Nachdenkens, zu Wissenschaften und Künsten gelangt, ja schließlich zum Erlangen der „unio mystica“. Das Werk hat in vielerlei Hinsicht die Weltliteratur befruchtet, vom „Robinson“ (1719) bis zum „Naturmensch“ (1783) und anderen Bestsellern des 18. Jahrhunderts.[5]

Ibn Sīnā arbeitet – gleichfalls ein „homo autodidactus“ – wie ein Wilder, bis spät in die Nacht, vergnügt sich – wie es heißt – zwischendurch ausgiebig mit Weib und Gesang. Er jedenfalls hat sich nicht an die Maxime gehalten, die der Historiker Ibn Ḫallikān von Ibn Sīnā überliefert, eine Grundregel, die lautet: „Nimm nur eine Mahlzeit am Tag ein, und bewahre sorgfältig deinen Samen; er ist das Wasser des Lebens, bestimmt für den Schoß des Lebens!“

In seiner letzten tödlichen Krankheit noch ließ er nicht ab von seinem ausschweifenden Leben und verordnete sich die drastischsten Mittel, an denen er dann wohl auch zugrunde ging. Früh gereift, früh auch ruiniert, stirbt er im Jahre 1037 auf einem Feldzug des ‘Alā’ ad-Daūla an einer Kolik. In Hamaḏān liegt er begraben, und dort verehrt man noch heute sein Grab. „Das Schicksal (so lesen wir in einem seiner Gedichte) spielt mit uns ein böses Spiel. Wir sind nur Würfel, Spieler ist der Himmel, und dieser Erde rastloses Getümmel ist nur das Brett, worauf es wahllos fiel.“

Ein arabischer Dichter sagt von ihm sehr treffend: Seine Philosophie habe ihm nicht gute Sitten beigebracht, und seine Heilkunde habe ihn nicht die so alte wie schöne Kunst gelehrt, Gesundheit und Leben zu erhalten. Sein Werk aber, mitten im Land des Lebens, an den Rändern des Lebens auch, zwischen Bett und Becher verfaßt, ist so überragend, daß es alles, was vor ihm und nachher war, in den Schatten stellt. Schon zu Lebzeiten erhielt Ibn Sīnā den Titel eines Scheichs, eines „rajīs“, was soviel bedeutet wie: der Ehrwürdige, der Erhabene, der Kopf, der Fürst, und als „princeps medicorum“ ist Avicenna denn auch in die lateinische Literatur eingegangen, als eine Autorität, die sich mehr als ein halbes Jahrtausend unangefochten hat halten können.

Eine „Gewaltnatur“ – nennt ihn Julius Ruska (1934) –, „maßlos im Genuß wie in der Arbeit“. Gleichwohl hat man dem Ibn Sīnā immer wieder auch einen asketischen Lebenswandel zuschreiben wollen. So soll er einmal auf die Frage nach seinem eigenen Lebensstil geantwortet haben: „Soviel meine Genossen für Licht ausgegeben haben, um nachts Wein zu trinken, ebensoviel habe ich für Öl ausgegeben, um zu wachen und nachts zu lesen."[6]

Und so imponiert uns denn Ibn Sīnā – in seiner Kombination von Gelehrtentum, naturwissenschaftlicher Experimente wie politischem Management – durchaus als ein Mensch moderner Prägung! Avicenna selbst fand freilich keinen Schüler und stiftete auch keine Schule. Die nachavicennische Epoche ist – von Ausnahmen abgesehen, auf die wir eingehen müssen – eine Epoche der Kompilation und der Kommentare geblieben, an denen sich die Epigonen gütlich taten, und natürlich auch die Wissenschaftshistoriker.

Ernst Bloch (1963) vor allem glaubt ein wissenschaftshistorische Linie entdeckt zu haben, die von Aristoteles nicht zu Thomas von Aquin führt und damit – wie Bloch boshaft bemerkt – „zum Geist des Jenseits", sondern zu Giordano Bruno und damit zum Geist der „blühenden Allmaterie". Das in erster Linie ist das, was Ernst Bloch in Avicenna als jene „Aristotelische Linke" interpretieren wollte, die ja auch heute noch weltweit zur Diskussion steht.[7]

3 Das System der Wissenschaften

Mit dieser biographischen Skizze stehen wir nun schon mitten im Lebenswerk, einem „Opus", das ich einmal kühn „Das System" nennen möchte, was nun auch zu belegen gar nicht so einfach sein dürfte. In seinem Jubiläumsaufsatz „Der deutsche Beitrag zur Erforschung Avicennas" hat mein Bonner Lehrer Otto Spies 1955 einen auch heute noch beachtlichen bibliographischen Überblick gegeben, und er hat darin Ibn Sīnā bezeichnet als „Altmeister der Wissenschaften".[8] Die medizinische Avicenna-Forschung freilich steht noch im Pionierstadium. Vom „Canon Avicennae" existieren zwar zahlreiche Handschriften; aber wir haben noch immer keine kritische Edition. Wir kennen – und benützen in der Regel – die lateinische Übersetzung des Gerhard von Cremona, angefertigt im 12. Jahrhundert an der Übersetzerschule zu Toledo, überarbeitet von Andreas Alpago, und 1527 gedruckt zu Venedig[9] (Abb. 1).

Wie aber kommt man heran an dieses Gebirge? Wie steigt man ein in dieses Berg-Werk, um Schicht um Schicht zu entdecken? Das Geheimnis seines Werkes liegt zunächst einmal in seiner klaren Sprache. In seiner Mineralogie etwa schreibt Avicenna über die Entstehung der Gebirge, wobei er den noch zur Zeit Goethes und Humboldts heftig tobenden Streit zwischen Neptunisten und Vulkanisten synoptisch zusammenfaßt: „Die Berge können auf zweierlei Arten entstanden sein. Entweder sind sie das Ergebnis von Erhebungen der Erdkruste, wie sie sich etwa bei Erdbeben einstellen, oder sie sind vom Wasser geschaffen, das sich eine neue Bahn gesucht und die Täler ausgewaschen hat. Die Erdschichten nun sind verschiedener Art, die einen weich, die anderen hart. Die Winde und Wasser zerset-

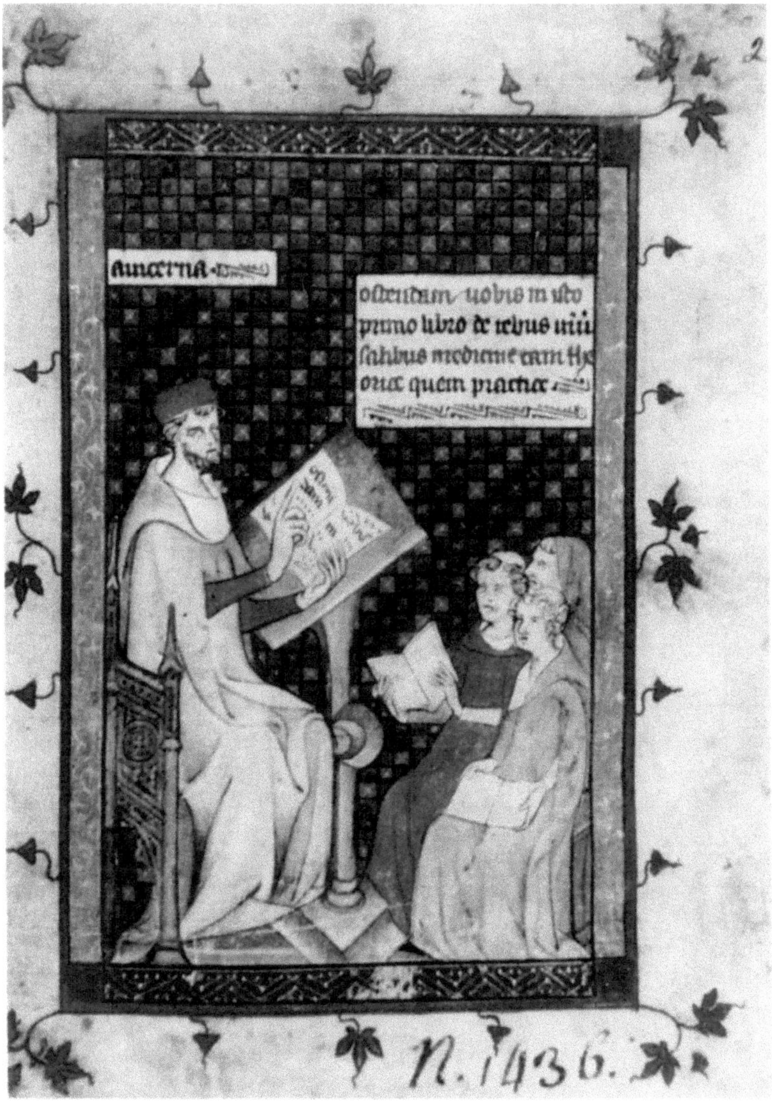

Abb. 1. (Titelblatt). Avicenna unter seinen Schülern

zen die erste Art, während die andere Art unberührt bleibt. Es bedarf einer langen Zeit, um solche Umwandlungen herbeizuführen. Daß aber das Wasser die Hauptursache für diese Auswirkungen ist, wird durch die fossilen Überreste an Wassertieren bewiesen, wie sie auf vielen Bergen noch zu finden sind.“ [10] Der kurze Text zeigt, wie hier wissenschaftlich beobachtet und mit klaren Schlußfolgerungen in übersichtlicher Anordnung ein Problem vorgelegt wird. Diese Diktion hat die arabischen wie auch die lateinischen Scholastiker fasziniert, und es nimmt nicht wunder, daß sie immer wieder seine Texte im Schulunterricht zugrunde gelegt haben – über die Jahrhunderte hinweg.

Was als kulturelles Einheitsmoment für diese grandiose Überlieferungslandschaft diente, das war allerdings kein philosophisches System und nicht einmal die Religion, das war auch nicht das immer wieder beschworene Sammelbecken des Mittelmeerraums mit seiner kulturpolitischen Sprengkraft, das war in erster Linie die Sprache, die immer wieder zu vermitteln wußte und zu vereinen verstand. Niemand hat dieses Moment klassischer formuliert als Al-Bīrūnī, Ibn Sīnās Zeitgenosse, wenn er – um das Jahr 1000 – feststellt: daß die Wissenschaften der ganzen Welt in die Sprache der Araber geflossen, daß sie in das Herz dieser neuen Welt eingedrungen seien, um von nun an durch den ganzen großen geistigen Organismus der Bildung zu pulsen und zu strömen.[11]

Diese Voraussetzungen waren es in erster Linie, die das Gesamtwerk in ein System zu bringen vermochten. Diesem System aber liegt zunächst einmal ein erstaunlich überlegenes formales Gliederungskriterium zugrunde: die Einteilung nämlich aller Wissenschaften in spekulative und praktische, wobei der alte Topos von „Theorica et Practica“ als Leitfaden dient, ein Topos, der vor allem im arabischen Mittelalter kultiviert wurde und nicht zuletzt durch Ibn Sīnā auf eine wahrhaft kanonische Weise präzisiert worden ist.[12]

„Theorica“ hat zum Ziel, den Verstand aktuell denkend zu machen, wörtlich: daß der Verstand „in actu“ erscheint, als „entelecheia“, als jene „neue Wirklichkeit“, wie man sie nur durch Aufnahme und Aneignung einer rein spekulativen Erkenntnisform gewinnt. Ähnlich wie Galen fordert dann auch Avicenna – nach den propädeutischen Disziplinen der Logik und der Mathematik – ein fundiertes naturwissenschaftliches Studium, das Physica, Ethica und Oeconomica umgreift, und damit alle Realia, und auf das sich dann erst die Metaphysik aufbaut, aufzubauen beginnt.

Zentralproblem dieser Metaphysik aber war die Theodizee, die Deutung der Existenz des Übels in einer vom gütigen und allmächtigen und vorauswissenden Gott geschaffenen Welt. Da Gott nun ewig ist, die Welt aber zeitlich, muß der Mensch sein Schicksal als innere Prägung in sich selber austragen, wobei das Böse als Preis für die Willensfreiheit gilt. Des Menschen Würde liegt demnach allein in seiner sittlichen Verantwortung. Das Übel im Partiellen kann nur Teil eines Guten im Ganzen sein. Auch persönliche Schuld kann daher zum Heil dienen, womit die Tragik des Weltablaufs einer endlichen Versöhnung zugeführt wird –: eine tiefe Einsicht aller Mystiker wie auch der Tiefenpsychologen; denn – so Paul Claudel –: „Gott schreibt auch gerade auf krummen Linien.“

Der ganze Kosmos ist somit lediglich die Manifestation eines universell geordneten Lebensprinzips, dessen exemplarisches Abbild die menschliche Seele ist, die „anima quodammodo omnia“, wie sie Thomas vom Aquin nach Aristoteles und mit Avicenna genannt hat, wobei beiden Aristoteles als der Meister gilt, als ein Meister, an dem Gott der Welt habe zeigen wollen, was überhaupt ein Mensch zu wissen vermöge.

Neben der Rationalität der Sprache und ihrer poietischen Schönheit ist es vor allem die enorme Assimilationskraft, die den Geist des avicennischen Schrifttums prägt. Diesen Geist atmen gleichsam seine 105 Schriften, Traktate über alle Wissensgebiete, insbesondere auch eine achtzehnbändige Enzyklopädie der Wissenschaften mit dem Titel: „Kitāb aš-Šifā’“, auf deutsch: „ Das Buch vom Heilen der Seele“, besser: „Das Buch der Genesung“, noch deutlicher: das „Buch der Heilung“ –: im 12. Jahrhundert übersetzt an der Schule von Toledo von Ibn Dawūd und Dominicus Gundissalinus und als „Liber sufficientiae“ weit verbreitet.[13]

Nicht von ungefähr hat man – so Max Horten (1906) – die Metaphysik des Avicenna eine „philosophische Enzyklopädie“ genannt, enthaltend ein System der Philosophie, von der Kosmologie über Physik und Ethik zur Theologie. Und nicht von ungefähr dominiert schon im Titel der therapeutische Duktus und Impetus, ein Remedium, Restituens –, Genesung nicht zuletzt von den Krankheiten des Zweifels und der Verzweiflung angesichts unserer zweifelhaften Erkenntnis über das Wesen der Dinge –, und auch dieses nach alter Überlieferung, nach Aristoteles, und ganz besonders auch nach seinem Lehrer Al-Fārābī.[14]

Es lohnt sich auch heute noch, in diesem „Buch der Heilung“ wenigstens zu blättern, wenn man es zu studieren schon nicht mehr wagt. Die Philosophie gliedert sich zunächst in einen theoretischen und einen praktischen Teil, wobei als praktische Disziplinen die Ethik, die Ökonomik und die Politik erscheinen. Unter den theoretischen Disziplinen figurieren an erster Stelle die Naturwissenschaften, im einzelnen eine Kosmogenie und Kosmologie, die Physik und die Psychologie, zu der eine Körperlehre, eine Sinneslehre und die Erkenntnistheorie zählen, ferner die Mathematik mit ihren vier Realdisziplinen, der Geometrie, der Astronomie, einer Arithmetik und der Musik, sowie schließlich die Metaphysik.

In der vierten Summa seines „Buches der Genesung“ schreibt Avicenna: „Nachdem wir bereits alle Begriffe vorgebracht haben, die in dem Bereiche der logischen, physischen und mathematischen Wissenschaft eine Darlegung erforderten, ist es nunmehr angebracht, zu beginnen mit der Definition der Begriffe der Weisheit (sapientia; ḥikma):“[15] Avicenna geht alsdann noch einmal auf die Naturwissenschaften ein, deren formales Objekt die Körper seien, insofern sie Bewegung und Ruhe besitzen. Daher sind auch die Prinzipien der Medizin in erster Linie Probleme der Naturwissenschaft, sofern der lebende Körper und die Gesundheit zu vertreten sind. Avicenna nennt dabei als das formale Objekt der Medizin die Gesundheit, während ihr materielles der menschliche Körper sei. Insofern kann es für alles, was die Gesundheit angeht, nur eine Wissenschaft geben: die Medizin. Von ihrem anthropologischen Gesamtaspekt her bekommt die Medizin dann aber auch ein wesentliches Interesse an allen anderen Wissenschaften, selbst an der Metaphysik. Das Tun des Arztes ist eben konkrete Philosophie![16]

Als Körperlehre wird die Medizin bereits in der avicennischen Kosmologie angesprochen, wo der Mensch mit Leib und Seele als die Mittelstufe des Kosmos interpretiert wird. Substanz und Wesen des Körpers, seine Beziehungen und theoretischen Fähigkeiten werden im einzelnen in der Physik und Psychologie interpretiert. Entgegen den neuplatonischen Lehren sieht Avicenna die Materie nicht als reine Privation, sondern als etwas Positives an. Damit ist keinesfalls eine materialistische Grundauffassung gegeben, wie sie des öfteren – und nicht nur von Ernst Bloch[17] – in Avicenna hineingedeutet wurde. Seine Metaphysik ist vielmehr ein einziges Zeugnis dafür, daß die Materie einem geistigen Wesen unterliegt. Auch hierfür bringt Avicenna ein Beispiel aus der Medizin, und zwar das Verhältnis des Arztes zur Gesundheit. Der Arzt verleiht dabei nämlich nicht die Gesundheit, er disponiert nur für dieselbe: „Die Gesundheit verleiht ein höheres Prinzip als der Arzt, und dieses ist jenes Prinzip, das der Materie allein ihre Wesensform verleiht." Die Medizin dient Avicenna auch hier wieder als eine exemplarische Disziplin für das Zusammenwirken der verschiedensten Wissenschaften, die alle Raum finden in diesem gewaltigen „Haus der Heilkunde".

4 Das Haus der Heilkunde

4.1 Eine Einführung in die Medizin

Bevor wir dieses „Haus der Medizin" betreten, sollten wir uns noch eine Weile im Vorraum, der Eingangshalle, aufhalten, einem Eingang, auf den wiederum eine besondere Grundschrift hinweist, die berühmte „Isagoge" des Ḥunain b. Isḥāq, des Johannitius der lateinischen Scholastiker, der nach der „Ars parva" des Galen eine „Introductio in medicinam" schrieb, auf arabisch: „mudḫal fī'ṭ-ṭibb", was wörtlich heißt: ein Einführung in den Vorraum zum Haus der Medizin, und die mit den lapidaren Worten anhebt: „Medicina dividitur in duas partes, id est in theoricam et practicam."[18]

Diese scholastische Isagogik hat eine erstaunliche Tradition: Wir finden sie noch im 18. Jahrhundert als „Hodegetik" und in Vorlesungsverzeichnissen des 19. Jahrhunderts noch als „Enzyklopädie und Methodologie der Medizin". Diese einem jungen Arzte so notwendige Propädeutik – als Prinzipienlehre der Heilkunst – ist im modernen Curriculum verkümmert zu einem „Kurs der Medizinischen Terminologie", der zudem an zahlreichen Universitäten leider nur als „Lateinkurs" gehalten wird, als Ersatz für das ausgefallene „Kleine Latinum", ein „Latinum minimum" also, zu lesen in sechs Doppelstunden vor 450 bis 480 Studenten pro Semester – Gott sei's geklagt!

Eine besonders elegante Fassung dieser „Isagoge" fanden wir in einer Wolfenbütteler „Articella"-Handschrift, dem Codex Augusteus 47.12, wo seitlich des Initiums als Kommentar zu lesen steht: „Auctor relatur de partibus et simplicibus principiis medicinae", und wo zum Prinzipiellen der Heilkunst gehört, daß der Gesundheitsschutz vor der Krankenbehandlung rangiert (f. 83^r: „Sanitatis ergo custodia prior est quam infirmitatis curatio, quia homo naturaliter est sanus et sanitatis temperamentum est corporis... et quia ultimitas medicinae nihil aliud est quam sanitatis custodia" –, auf gut Deutsch: Prävention ist wichtiger als Kuration, weil wir alle gesund auf die Welt kommen und unterwegs erst kaputt gemacht werden, und weil Gesundheit nichts anderes ist als das harmonische Naturell in unserem Fließgleichgewichtsystem, das letzte Ziel der Heilkunst somit nichts anderes sein kann als die Bewahrung der Gesundheit!).

Dieser theoretisch fundierte Wissenschaftsbegriff war es, der in der Folge auch die Medizin des lateinischen Mittelalters entscheidend geprägt hat. In der aristotelischen Enzyklopädie nach Ibn Sīnā rangieren um 1150 in Toledo bereits die „Naturalia“ als „Collectio secunda“ gleichrangig neben den „Logica“, den „Mathematica“ und „Metaphysica“. Diese Klassifikation wird dann nur noch komplettiert durch die propädeutischen Fächer: die Grammatik, Rhetorik, Historik und Poietik. Als „physica“ ist die Medizin in ihrer Theorie demnach „scientia conservandi sanitatem et curandi infirmitatem“; ihr „genus“ ist die Natur des Menschen, ihre „materia“ sind Pathologie und Therapie. Ihre „species“ sind die drei körperlichen Dispositionen: „sanitas, aegritudo, neutralitas“. Träger der Heilkunst ist der „artifex“, der den Namen „medicus“ führt. Sein „officium“ geht über „sana conservare“ und „aegra vel neutra ad sanitatem revocare“ auf einen „finis“ zu, welches Ziel dann heißt: „per regimen sanitatis conservatio“ und „per curationem sanatio“. Dieser ihrer Natur wegen aber überragt die Medizin alle Naturwissenschaften (inter scientias naturales praecellit nobilitate suae materiae).

Vom Resultat dieser frühen, ungemein planmäßig einsetzenden Übersetzertätigkeit her gesehen bleibt festzustellen, daß Toledo um die Mitte des 12. Jahrhunderts bereits über Avicenna im vollen Besitz des „neuen Aristoteles“ war: mit „Logica“, „Naturalia“, „Mathematica“ und „Metaphysica“. Was hier seine erste rezeptive Repräsentation gefunden hatte, das sollte bald schon zu einer reichen Assimilationsbewegung werden, die alle Voraussetzungen für jene Produktivität hohen Ranges in sich trug, wie sie etwa in der Gründungsepoche der Universitäten zum Ausdruck kam, einer Korporation im „Studium generale“, die keineswegs aus dem „amor sciendi“, der Lust am Lernen allein erklärt werden kann, die vielmehr sehr konkrete Ideen und auch Organisationen zur Voraussetzung hatte.[19]

4.2 Zur „Summa Medicinae“

Damit stoßen wir auf das Zentralthema dieses Riesenwerkes, die Heilkunde, der ich – und nicht nur als Mediziner – ein dominierende Rolle zusprechen möchte. Was wir hier vorfinden, immer noch zu entdecken haben, das ist wahrhaft eine „Summa Medicinae“! Wie ein Gebirge, wie ein Bergwerk steht mit seinen Schächten und Gliederungen der „Canon Medicinae“ vor uns: immer noch unentdeckt, kaum ganz zu entschichten, „ein Werk aus einem Guß“, wie es Julius Hirschberg (1905) genannt hat.

Der „Canon medicinae“ behandelt in wahrhaft klassischer Weise das System der Heilkunde in Theorie und Praxis. Dem arabischen Titel „Al-qānūn fī'ṭ-ṭibb“ entsprechend bedeutet „canon“ soviel wie: Satzung, Grundregel, Gesetz oder

كتب القانون في الطب

لابو علي الشيخ الرئيس

ابن سينا

مع بعض تاليفه وهو علم المنطق وعلم الطبيعي

وعلم الكلام

ROMAE,
In Typographia Medicea.
M.D.XCIII.
Cum licentia Superiorum.

Abb. 2. Titelblatt des arabischen „Canon“. (Institut für Geschichte der Medizin, Heidelberg, Sign. Edl 22)

Norm (Regula Medicinae). Über Jahrhunderte hinweg konnte das Werk der Kodex für die Grundregeln einer wissenschaftlichen Medizin werden. Eine arabische Edition wurde im Abendland erstmals 1593 im Rom publiziert; ein Exemplar befindet sich im Institut für Geschichte der Medizin zu Heidelberg[20] (Abb. 2).

In den beiden ersten Büchern wird nach Anatomie und Physiologie eine ausführliche Arzneimittellehre vorgelegt. Das dritte Buch behandelt nach galenischem Schema die Krankheiten von Kopf bis Fuß; das vierte Buch befaßt sich mit

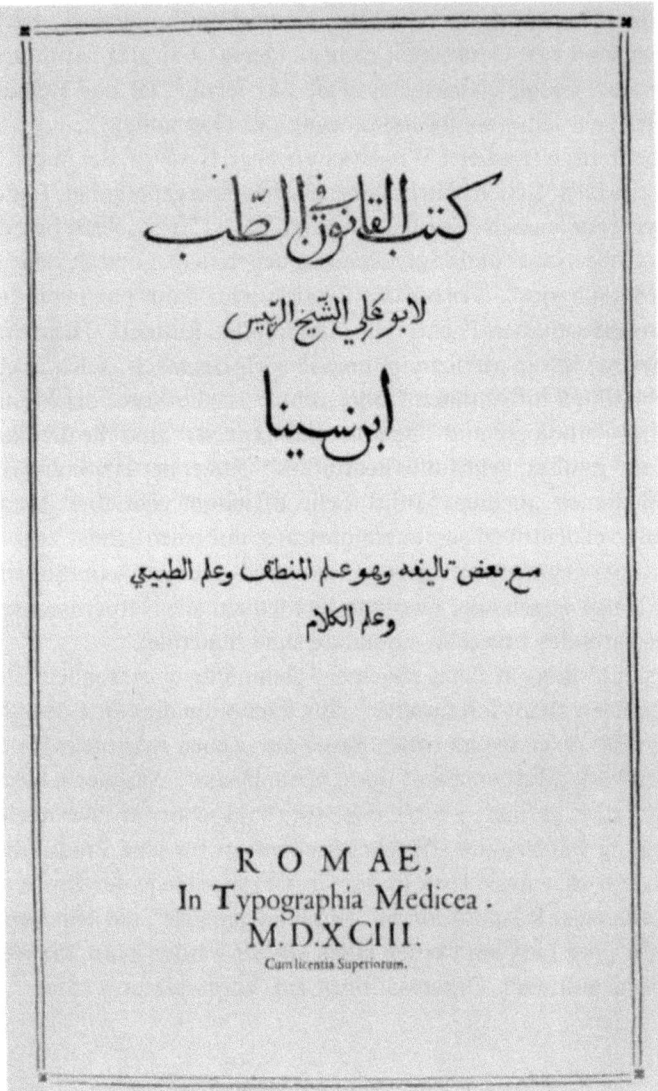

der Fieberlehre; das letzte Buch schließt mit den Heilmitteln, der „Materia Medica“. Vor allem in formaler Hinsicht läßt die Gliederung an Ausführlichkeit und Präzision nichts zu wünschen übrig. Jedes Buch (kitāb) unterteilt sich in Abschnitte (funūn); jeder „fen“ gliedert sich in Unterweisungen oder Doktrinen (ta'ālīm). Eine Doktrin zerfällt ihrerseits wieder in Summen (ğumal), diese wieder in Kapitel (fuṣūl); ein „faṣl“ schließlich bildet das Grundelement des wohldurchgliederten Gesamtwerkes.

Der „Canon“ erhebt den Anspruch, der endgültige Abschluß des heilkundlichen Wissens der alten Welt zu sein, und er wurde mit diesem Anspruch zur Autorität für ein ganzes Jahrtausend. In der Tat zeigt dieses Riesenwerk von einer Million arabischer Wörter auf über tausend Folio-Seiten eine mustergültige Ordnung, mit Gliederung und Untergliederung bis ins Kleinste, und in jedem Detail eine bewundernswerte Übersicht. Jedes Einzelteil konnte herausgenommen und Gegenstand des medizinischen Unterrichts werden. Auf diese Weise sind immer wieder Riesenkommentare zu einzelnen Kapiteln des Kanon verfaßt worden. So erzählt man von einem Pariser Lehrer der Medizin, daß er mehr als 50 Jahre gebraucht habe, um nur seine Kommentare zum ersten Buch des Kanon des Avicenna vor seinen Studenten zu lesen und zu deuten.

Wichtiger erscheint uns die Frage, aus welchem wissenschaftlichen Format sich ein solche Autorität hat bilden können. Und auch hier ist es offensichtlich wieder die reife Verbindung der Theorie mit der Praxis, die der Medizin ihren festen Platz im System der Wissenschaften hat einräumen können, wobei es immer nur auf das Gleichgewicht von „Theorica et Practica“ ankommt, sonst steht – wie Paracelsus das formuliert hat – die ganze Waage falsch! Wobei Gleichgewicht – im arabischen Sinne von „udul“ – nichts anderes bedeutet als: eine der beiden einander die Bilanz haltenden Hälften einer Ladung auf dem Rücken eines Lastiers – eine eminent wichtige Sache für den Menschen in der Wüste. Auch in der Wüste der Wissenschaften!

Nicht umsonst beginnt der Kanon des Avicenna mit den Worten: „Es hat mir am Herzen gelegen, vor allen anderen Dingen das Wort zu ergreifen zu den allgemeinen und gemeinsamen Prinzipien der beiden Teile der Heilkunde, ihrer Theorie nämlich und ihrer Praxis.“[21] Im weiteren Verlauf dieses Lehrbuches wird der Student dann allerdings darauf aufmerksam gemacht, daß er in der Praxis auch den Aussagen der Empirie vertrauen dürfte. Avicenna sieht dabei mehr den Arzt, der immer nur provisorisch zu arbeiten hat, der in einem nur notdürftig organisierten Notstandsgebiet die ungelösten Probleme ruhig dem „philosophus“ überlassen soll.

Andererseits warnt Avicenna den Arzt aber auch davor, diesen pragmatischen „ilm 'amalī“ mit jenem Tun selbst zu verwechseln, das man besser „mubāšara“ nennen sollte, was etwa bedeutet: die direkte körperliche Berührung und Verursachung, das Betreiben, die behandelnde Ausübung. Avicenna spricht in dieser Hinsicht auch vom „tadbīr“, was Planung, Disposition, Führung meint und im fünften Stamm „vorsorglich behandeln“ heißt, also genau dem scholastischen „regimen sanitatis“ entspricht.

Ein besonders monumentales Werk aus Wolfenbüttel steht mir hier vor Augen, ein Werk, das man weder im Sitzen noch im Stehen, sondern nur im Herumgehen – peripatetisch gleichsam – lesen kann, der Codex Augusteus 1.1 (s. XV), der noch einmal das Prinzipielle herausstellt mit der eindrucksvollen Formulierung: „Sed una earum est ad sciendum principia et altera ad sciendum operandi qualitatem" (fol. 3^r^). Arabische Handschriften dieses medizinischen Regelwerkes schlummern in London, Gotha, Berlin, im Escorial, lateinische Kodizes in Toledo, Paris, Basel, München. Unter etwa 15 Inkunabeln finden sich besonders schöne Wiegendrucke zu Padua oder in Mailand. Ein kritische Edition existiert bis zum Tage nicht! (Abb. 3–15)

4.3 Das physiologische Grundgerüst

Wovon aber handelt nun der „Canon" im einzelnen, und worin haben wir seine weiterwirkende Bedeutung zu sehen? Zu den Prinzipien der Medizin zählen zunächst „ der lebendige Körper" als Substrat und „die Gesundheit" als Aufgabe; beides sind Probleme der „physica". Das formale Objekt der Medizin – so könnte man sagen – ist die Gesundheit, das materiale der Organismus. Zuständig für beide kann – so in der „Metaphysik" – nur *eine* Wissenschaft sein: die Medizin.[22]

Die Morphologie und Physiologie baut sich zunächst rein theoretisch auf der Galenischen Lehre vom Bau und Leben der Organe auf. Gleichwohl lassen sich an zahlreichen Stellen, so auf Gebieten der Osteologie oder der Sinnesphysiologie, auch eigene Beiträge nachweisen. Anlage und Ausmaß von Morphologie und Physiologie des menschlichen Körpers im „Canon medicinae" machen es verständlich, daß in Avicenna ein Abschluß aller älteren Heilkunde und ein Garant aller kommenden Medizin gesehen wurde. Nur vereinzelt wird später über ihn hinausgegangen, so bei Hibatallāh b. Zain b. Jamī', einem jüdischen Arzt unter Saladdin (1138–1193), der in seiner Osteologie offensichtlich einen besseren Galentext zur Hand hatte, vor allem aber bei 'Abd al-Laṭīf (1162–1231), der erstmals seiner Morphologie autoptische Untersuchungen zugrunde gelegt hat.

Nicht eingehen können wir hier auf die philologischen Einzelgefechte, wie sie zwischen Historikern und Arabisten um die „anatomische Fachsprache" des Avicenna ausgetragen wurden, erbitterte Kämpfe im Standpunkte und Interpreten, von deren einem der Wiener Anatom Josef Hyrtl einmal gemeint hat: „Ihm folgt das Heer, besser die Herde der Arabisten"[23]! Betroffen davon waren die „Vena saphena", ebenso wie die „Vena basilica", weniger die „mater cerebri" (wie Stephan von Antiochien die „umm al-dimagh" des Haly Abbas übersetzt hatte), um so mehr aber wiederum die „Clitoris", von der Rufus von Ephesos das „kleitorizein" abgeleitet hatte, das „titillare", das geile Betasten, das auch den klerikalen Scholastikern keine Ruhe ließ, jene Klitoris, die bei den lateinischen Arabisten immer wieder poetisch umschrieben wird als „Dulcedo amoris" oder „Oestrus

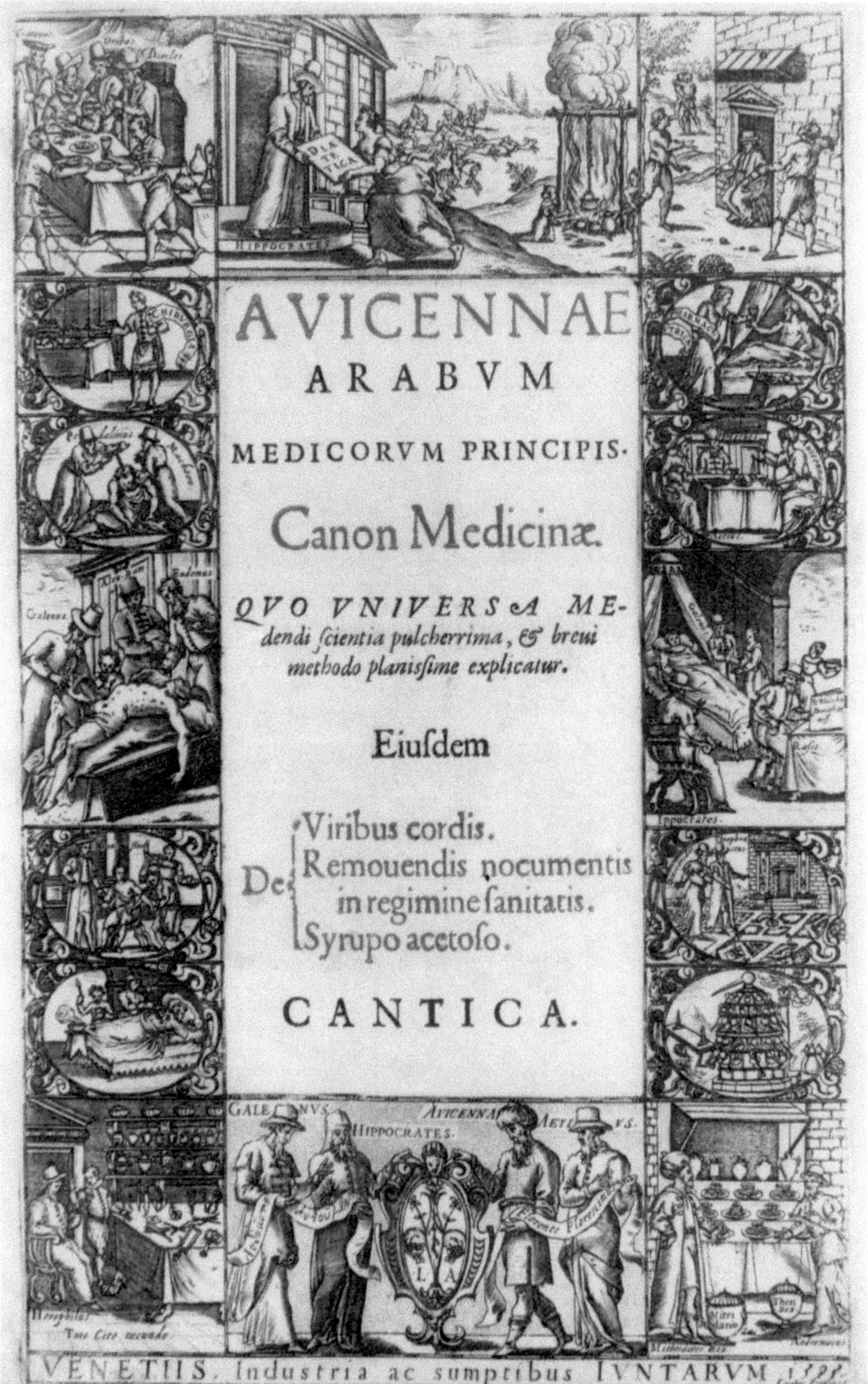

Abb. 3. Titelblatt des „Canon Medicinae“. (Venedig 1598)

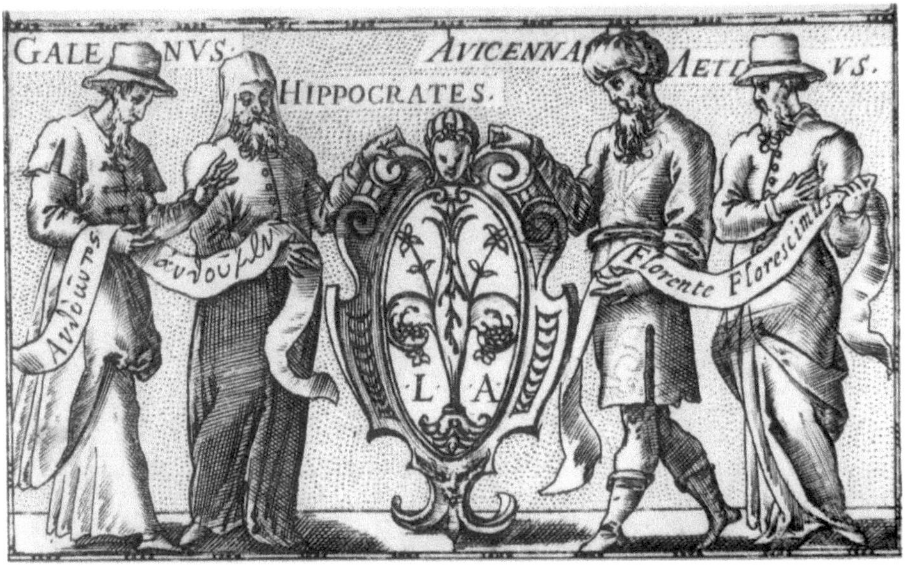

Abb. 4. Die großen Autoritäten der Heilkunde. Hippokrates für die griechische Medizin; Galen für die lateinische Überlieferung; Aetius von Amida für die byzantinische Medizin; Avicenna für das arabische Mittelalter

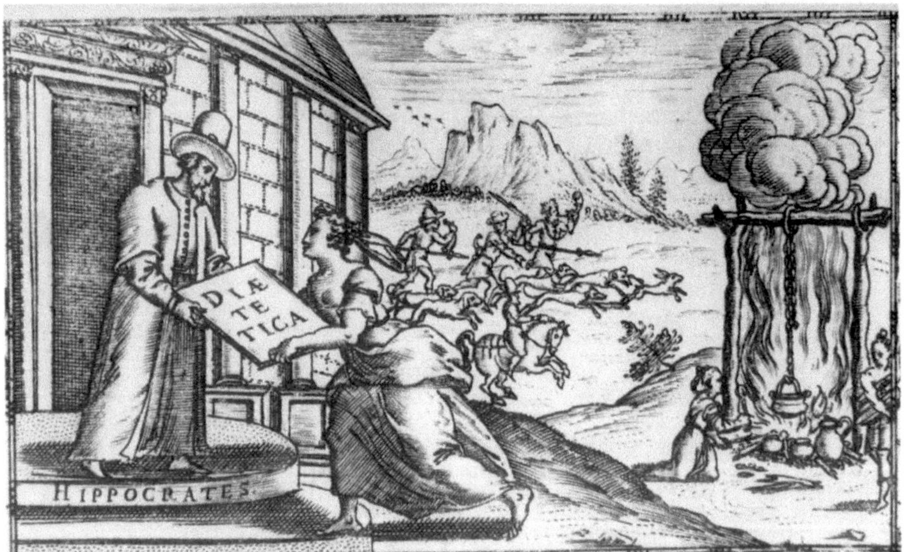

Abb. 5. Diätetik als die Basis der Therapie

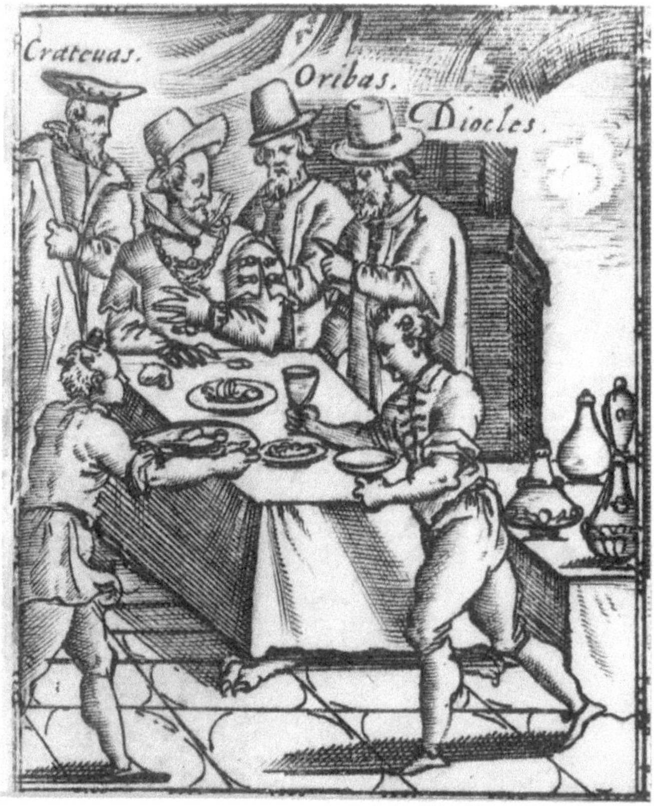

Abb. 6. Zum Topos von „cibus et potus“ (Die Kultur von Speise und Trank nach antiken Autoren)

Veneris“ oder auch einfach als „Irritamentum libidinis“, und die Ibn Sīnā sehr nüchtern und lapidar als „albathar“ bezeichnet hatte, als „cauda muliebris“, ein weibliches Schwänzchen.

Wesentlich wichtiger erscheinen mir Ibn Sīnās Hinweise auf die physischen wie moralischen Funktionen des Gehirns. Avicenna nennt die Sinne nicht – wie noch Francis Bacon in seinem „Novum organum“ – die „Türhüter“, sondern „Kundschafter“, aktiv ausspähende Vorreiter zur Beobachtung wie zur Handlung. Über Galen hinaus kommt Avicenna zu einer Gliederung des Gehirns in Mark und Rinde (bei Gerhard von Cremona übersetzt als „substantia medullaris“ und „substantia velativa“). Den dritten Ventrikel sieht er als einen Verbindungsweg, nicht als eine besondere Kammer, an, mit dem gleichen Terminus übrigens, mit dem auch der hypothetische Übergang von der rechten in die linke Herzkammer, der berühmte dritte Herzventrikel, versehen ist. Nach unten verlängert sich dieses Verbindungsstück in den Hirntrichter, den Avicenna „al-chamba“ nennt, was Andreas Alpagus mit „Caput rosae“ übersetzt hat, ein besonders schönes Bild, weil

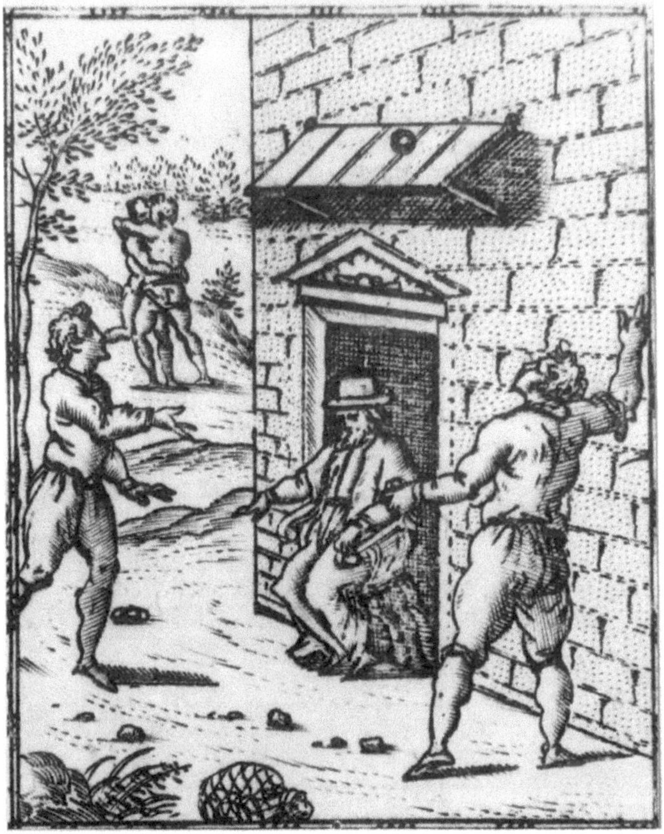

Abb. 7. Ausschnitte zu „motus et quics" und „excreta et secreta"

der Hirnanhang seinem „infundibulum" wie eine Rosenknospe ihrem Stengel aufsitzt. Auch der Begriff „nucha" für Rückenmark ist von hier aus von den Lateinern übernommen worden, mit der poetischen Ansicht, daß das Mark gleichsam im breiten Strom aus dem sprudelnden Quellgebiet des Gehirns ausfließe. So bei Constantinus Africanus: „Cerebrum quasi fons sensuum et motuum, nucha vero sicut fluvius magnus, ab eo manans."[24]

4.4 Zur Pathologie und Pathogenese

Eine eigenständige Allgemeine und Spezielle Pathologie im Sinne der modernen nosologischen Klassifikation kann bei der Auffassung des Mittelalters vom Phänomen der Krankheit kaum erwartet werden. Die Medizin ist daher nirgendwo zu einer isolierbaren Disziplin geworden; sie bleibt ein offenes System gegenüber allen Bereichen der Naturkunde und der Lebenslehre. Ihrer systematischen

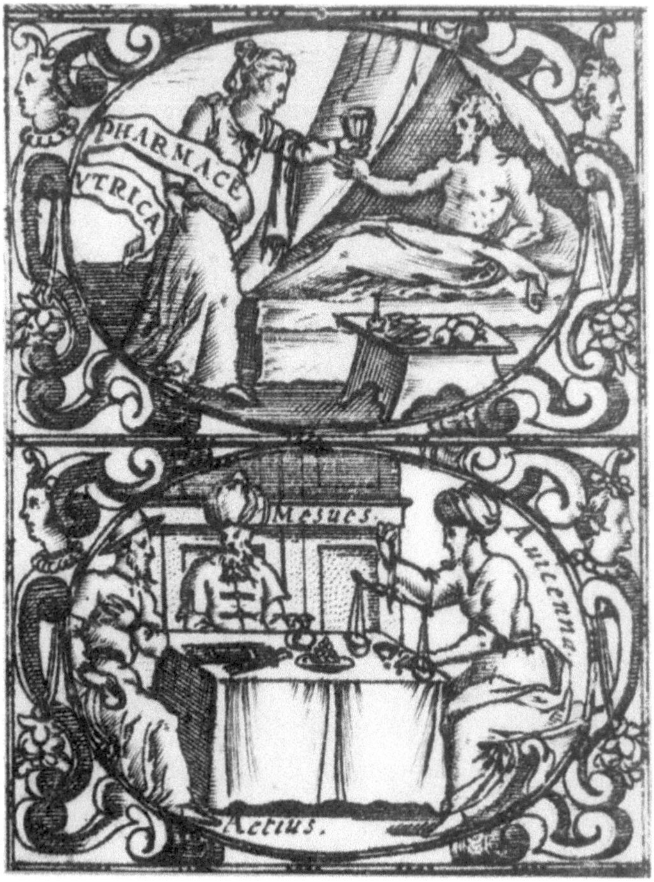

Abb. 8. „Pharmacia“ mit dem Schätzen der „Materia Medica“

Ausgliederung ist mehr oder weniger deutlich ein naturphilosophisches Konzept vorgeordnet, in welchem der Mensch in Analogie zum Kosmos, in der Analogie zum Staat oder in Analogie zu Gott gesehen wird. Auch die Erscheinungsformen der Krankheiten zeigen die gleiche Durchlässigkeit gegenüber dem übergeordneten Bezugssystem, wobei die Begriffe von Gesundheit und Krankheit sich kaum streng voneinander abgrenzen lassen, zumal sie immer auch den Zwischenbereich der „neutralitas“ zu berücksichtigen haben.[25]

Gleichwohl lassen sich erstaunlich gut beobachtete pathogenetische Kriterien herauslesen. Nur einige Beispiele: Nach dem dritten Fen im ersten Buche des „Canon“ ist der menschliche Organismus in zweifacher Hinsicht Schädigungen ausgesetzt, Noxen, die entweder von außen kommen oder aus dem Inneren stammen (causam habet scilicet intrinsecam et extrinsecam). Die endogenen Ursachen wurzeln in der Säftekonstellation, aus der wir auch selber geschaffen sind, und in der Alteration und Korruption dieser unserer humoralen Verfassung. Die exogenen

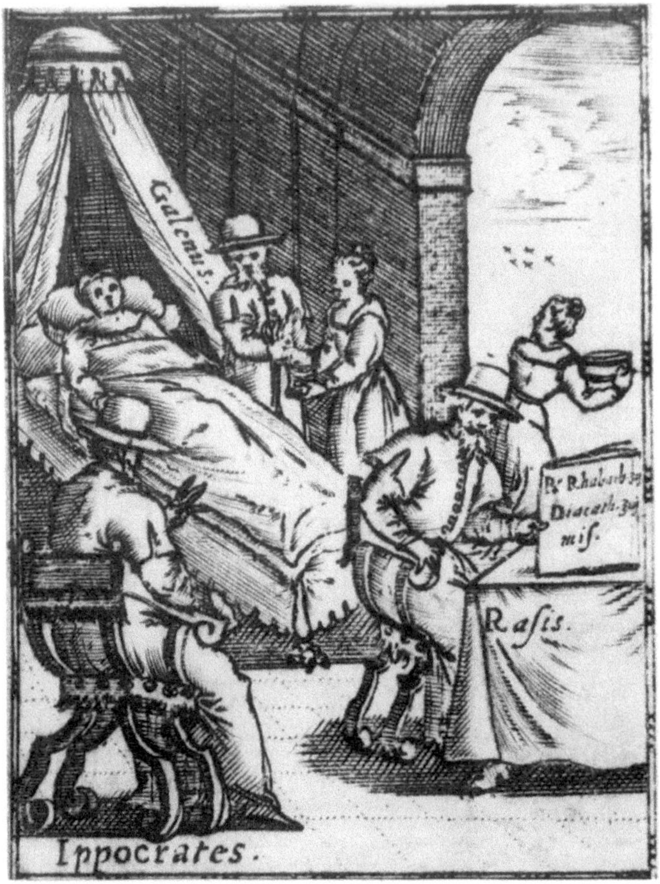

Abb. 9. Arzneimittel am Krankenbett (nach Hippokrates, Dioskurides, Galen und Rhazes)

Ursachen hängen mit unseren Lebensbedingungen zusammen: mit Bewegung und Ruhe, Essen und Trinken, Schlafen und Wachen, mit unserem Affekthaushalt wie auch den Umweltfaktoren. Da diese Punkte aber zur „neutralitas", dem Zwischengelände zwischen „gesund" und „krank", zählen, können sie ebenso die Gesundheit bewahren wie sie zur Erkrankung führen (per eas sanitas conservatur et aegritudo inducitur).

Der Krankheitsbegriff ist damit klar definiert: Krankheit ist ein unnatürlicher Vorgang, durch den der Mensch in seinem normalen Zustand gestört wird. Im Gegensatz hierzu ist Gesundheit jener natürliche Zustand, bei dem alle Lebensvorgänge normal ablaufen. Die Medizin hat demgemäß die Aufgabe, sowohl Gesundheit zu bewahren als auch Krankheit zu heilen. „Die Medizin ist eine Kunst, die durch wissenschaftliche Forschung und ärztliche Erfahrung entstanden ist: Ihr Ziel ist, das naturgemäße Temperament zu erhalten und das verlorene Gleichgewicht wiederherzustellen." So etwa Abū Ǧa'far Aḥmad b. 'Alī b. Muḥammad b. 'Alī b. Ḫatimah (um 1350) zu Beginn seines Traktates über die Pest!

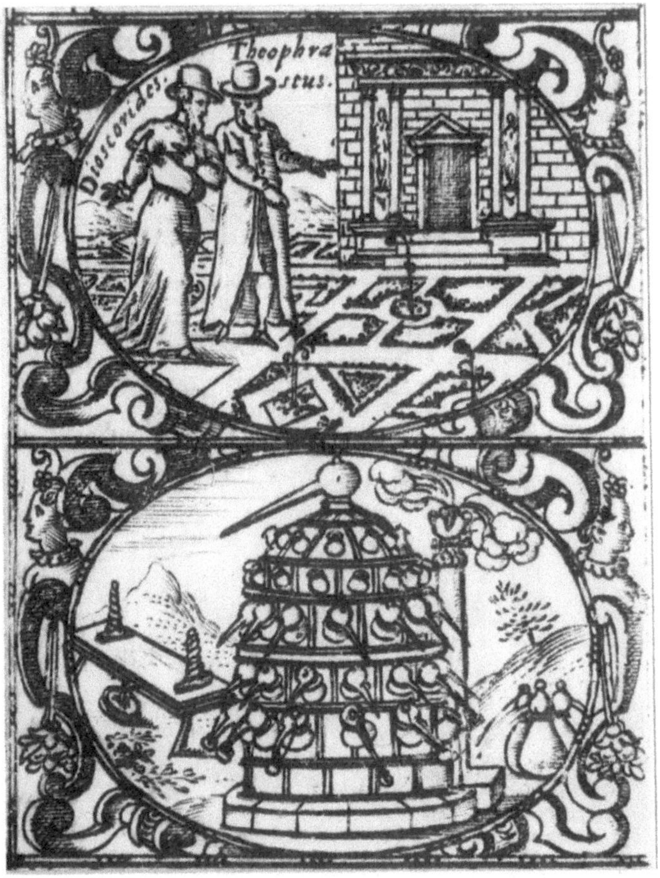

Abb. 10. Anlage des „Hortus Medicus“ und Zubereitung des Theriak

Seit den ältesten Zeiten hat Kranksein als Gleichgewichtsverlust die Menschen beunruhigt. In den Frühkulturen sind es böse Geister oder stellvertretende Masken, die den Menschen von außen überfallen oder innerlich besessen machen. Für die Personifizierung von Krankheitserscheinungen sprechen heute noch die Metaphern unserer Umgangssprache: Die Krankheit befällt, ergreift, packt, schüttelt, reißt, wirft nieder, streckt hin, verfolgt, sticht, tötet. Zwischen den dämonologischen und humoralpathologischen Vorstellungen stehen Bezeichnungen wie: Die Krankheit schlägt aus, bricht aus, steigt auf. Auch einzelne Erkrankungen oder Störungen werden nach Sinnbildern aus dem Alltagsleben benannt, so der Sturz oder Schlag, die „fallende Sucht“, Schwindel, Alpdruck, Brand, Krampf, Rauch, Hauch. Kranksein als Hinfälligkeit, als Störung des Wohlbefindens, als Entgleisung und Notstand ist immer ein universelles Phänomen, das in seiner Allgemeinheit nur äußerst unscharf, vieldeutig, oft auch widersinnig interpretiert wird.

„Ich lasse die Gegenstände“ – schreibt Goethe – „ruhig auf mich einwirken, beobachte dann diese Wirkung und bemühe mich, sie treu und unverfälscht wie-

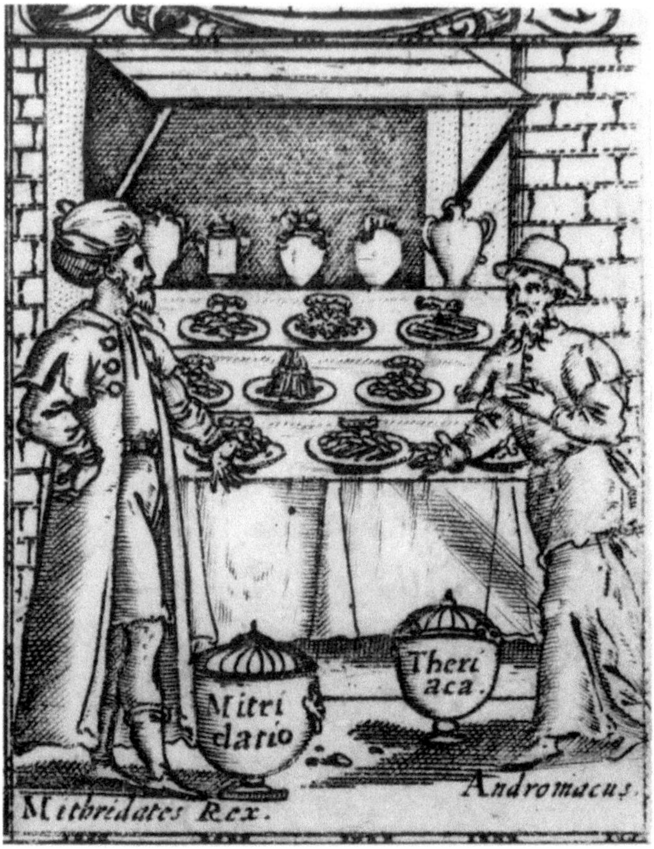

Abb. 11. Aufbereitung eines „Antidotum"

derzugeben; dies ist das ganze Geheimnis, was man Genialität zu nennen beliebt." Auch das ist Pathos, ist „logos" von „pathos"! Und noch einmal Goethe: „Alles, was ist oder scheint, dauert oder vorübergeht, darf nicht ganz isoliert, nicht ganz nackt gedacht werden; eins wird immer noch von einem anderen durchdrungen, begleitet, umkleidet, umhüllt. Es verursacht und erleidet Einwirkungen"[26], ist und bleibt „natura pathologica"!

Dieses pathologische Grundmuster durchzieht bei Ibn Sīnā die großen Funktionskreise der Atmung, der Blutversorgung, des Stoffwechsels bis hin zu dem gleichfalls sehr labilen Gleichgewichtssystem der Fortpflanzung. Aus der Temperamentenlehre erklärt Avicenna in seinem „Canon" alle pathologischen Entgleisungen dieser biologischen Systeme, was am Beispiel der Sexualleiden exemplifiziert werden soll. Beim Geschlechtsverkehr entleert sich eine Substanz aus der Nahrung des letzten Digestionsgrades, wodurch der Koitus mit einer gewissen substantiellen Schwächung einhergeht, da bei der Ejakulation nichts Adäquates zugeführt wurde und somit das Gleichgewicht als gestört erscheint. „Auch ent-

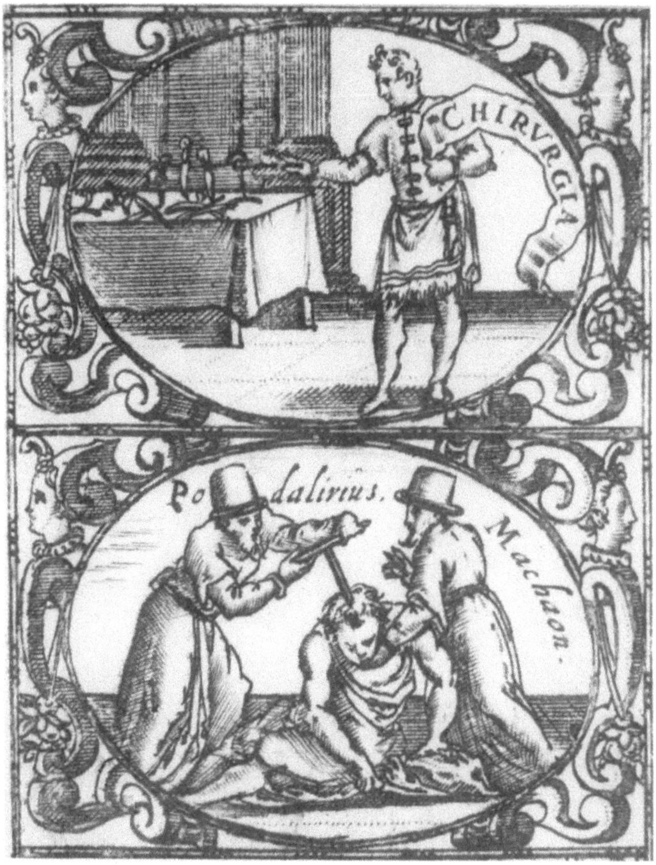

Abb. 12. „Chirugia“ als die dritte Säule der Heilkunst (Podaleirios und Machaon bei einer Schädeltrepanation)

leert sich vieles von der Substanz des Pneumas, und zwar infolge des psychischen Genusses, weswegen man um so stärker geschwächt wird, je mehr Genuß man empfindet. So läßt der übermäßige Koitus einen schnell das erlangen, was sich auch normalerweise seiner bedient, nämlich Abkühlung des Körpers, Auflösung der angeborenen Wärme und Abtötung der Kraft, wobei es zu einer vaporartigen, der Konstitution des Individuums fremden Wärme kommt.“ [27]

Das Beispiel zeigt eindrucksvoll, wie sich die physiologischen Mechanismen auch im pathologischen Bereich auswirken müssen; es belegt weiterhin, daß sich zwischen dem Status des Gesunden und des Kranken keine strenge Grenze ziehen läßt, weshalb auch der Geschlechtsverkehr in seinen konkreten Phasen wie in seinem biologischen Resultat nicht ohne weiteres als normal oder als pervers bezeichnet werden kann.

Avicenna beschreibt weiterhin, wie es aus physiologischen Gründen nach übermäßigem Geschlechtsverkehr zu krankhaften Erscheinungen kommen kann,

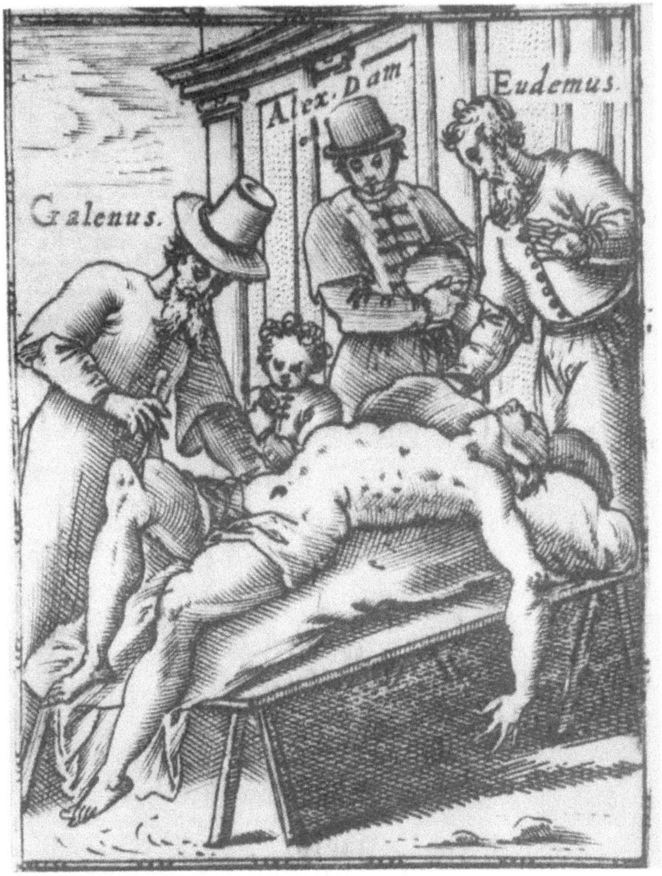

Abb. 13. Galen, Alexander und Eudemos beim Steinschnitt

etwa zur vollständigen Abkühlung des Organismus, zu einer Schwäche des Gesichts- und Gehörsinnes, zur Schwächung der Extremitäten, ja zu einem Zustandsbild, das als latente Epilepsie umschrieben wird. „Mitunter überwältigt einen dabei der Überlauf der gelben Galle, danach der schwarzen Galle, es befällt einen Schwindel durch Schwäche; ferner überkommen einen Perioden von Schwachheit, und Ameisen scheinen einem über die Glieder zu laufen, vom Kopf angefangen bis zum Ende des Rückens. Auch befällt einen Ohrensausen, und vielfach kann einen sogar ein akut brennendes Fieber befallen, das in der Folge zum Tode führt. Bisweilen befallen einen Zittern, Schwäche der Nerven, Schlagfertigkeit, dauerndes Hervorstehen der Augen, wie es bei der Trennung der Seele vom Körper vorkommt, und es befallen einen Kahlheit des Kopfes, Epilepsie sowie Rücken-, Nieren- und Blasenschmerzen. Kurzum, es kommt zur Einschränkung der gesamten Natur."

Aus einem an sich so natürlichen Vorgang, wie es der Geschlechtsverkehr zu sein scheint, der seiner Natur nach eine kaum empfundene Störung des Gleichge-

Abb. 14. Aderlaß-Szene und Ansetzen von Schröpfköpfen

wichts darstellt, kann es bei unphysiologischem Gebrauch oder bei schlechter Disposition zu den folgenschwerstem pathologischen Zustandsbildern kommen. Avicenna geht noch einen Schritt weiter, wenn er als einen empfindlichen Stoß ins Gleichgewichtssystem sogar die Enthaltung vom Geschlechtsverkehr ansieht. „Und wer von den Männern an einem schlechten Temperament leidet, den bedrückt die Enthaltsamkeit vom Koitus am meisten und beschwert seinen Körper und sein Haupt, und er wird zänkisch, und seine Pollutionen häufen sich. Wenn er aber dem Trieb gehorcht, wird sein Magen geschwächt, und er wird ausgetrocknet. Von den Männern aber enthält sich verständlicherweise des Koitus derjenige, den nach einem Geschlechtsverkehr Zittern befällt oder Kälte oder ein verborgenes keuchendes Zusammenziehen, Herzklopfen, Einsinken der Augen und Appetitverlust. Ferner enthält sich derjenige, dessen Brust kraftlos oder schwach ist oder der eine Schwäche des Magens zeigt. Denn die Enthaltsamkeit vom Geschlechtsverkehr ist ein dienlichere Sache für den, der einen schwachen Magen hat.“

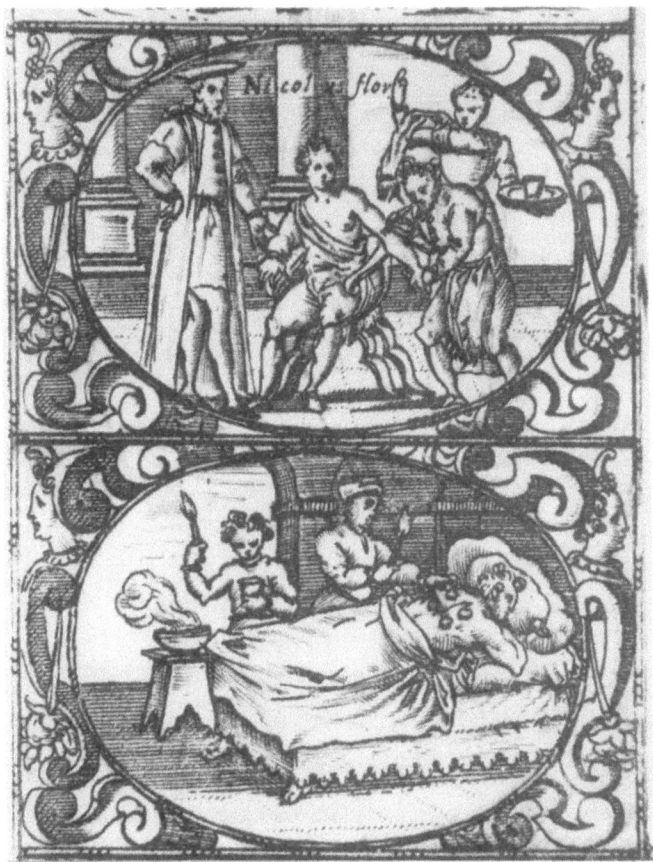

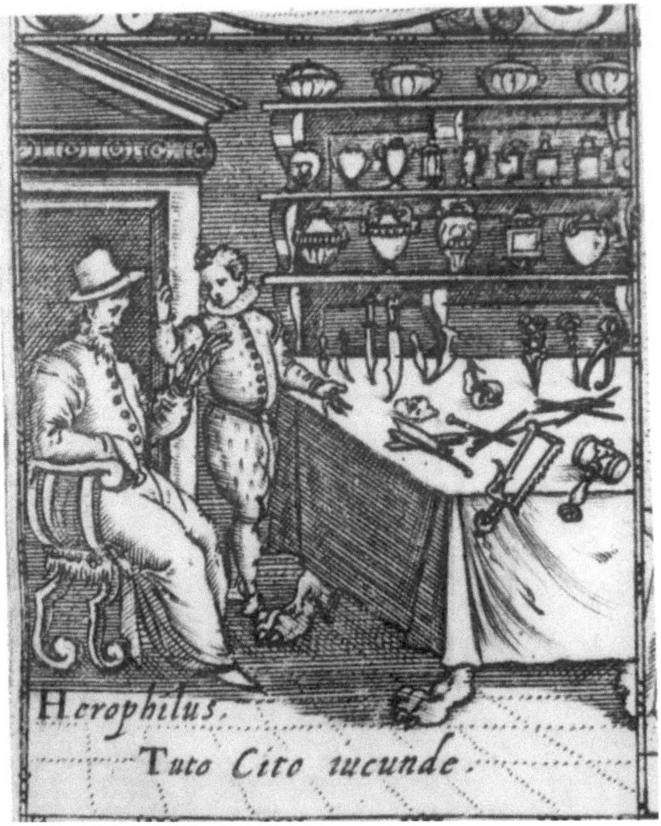

Abb. 15. Das Instrumentarium des Chirurgen und sein Wahlspruch

Bei der feingestimmten Ausbalancierung einer solchen Gleichgewichtigkeit werden selbstverständlich auch die positiver wirkenden Nuancen herausgestellt. „So nützt der Koitus bei der Melancholie und den meisten anderen Krankheiten der schwarzen Galle deswegen, weil er Linderung bringt und weil er den angehäuften Vapor des Spermas zum Teil aus dem Gehirn und zum Teil aus dem Herzen heraustreibt. Ferner hilft er bei Schmerzen der überfüllten Nieren und bei allen Krankheiten des Phlegmas, besonders bei demjenigen, dessen angeborene Wärme heftig ist, solange allerdings der Austritt des Spermas noch nicht zur Schwächung geführt hat und deswegen ein Verlangen nach Speise aufkommt. Bisweilen beseitigt er auch die Stoffe von Geschwüren, die in den Leistenregionen und in der Gegend der Hoden auftreten. Bei maßvoller Ausführung aber heilt er alles, was bei Enthaltsamkeit vom Geschlechtsverkehr und bei Retention von Sperma auftrat, so z. B. die Verfinsterung der Sehkraft, Schwindel oder auch die Schmerzen der Verschnupften."

Avicenna erläutert dann des weiteren, warum das Temperament der meisten Menschen von Natur aus nach dem Geschlechtsverkehr verlangt und warum bei

Enthaltsamkeit vom Koitus die Temperatur des Organismus abnimmt und seine Disposition sich verschlechtert. „Das Verlangen nach Speise sinkt, so daß der Körper die zugeführte Nahrung nicht einmal aufnimmt und sie durch Erbrechen wieder heraustreibt. Meistens aber erleichtert der Koitus den Organismus davon und hilft ihm, und er wird befreit von dem, was er an Schädigung durch die Erschließung des dunstigen Vapors zu befürchten hat. Mitunter aber widerfährt dem Manne durch die Enthaltsamkeit vom Koitus, durch den Überfluß an Sperma, durch seine Kälte und seine Wandlung zum Toxischen, daß das Sperma einen schlechten, vergifteten Vapor zum Herzen und zum Gehirn sendet, wie es auch bei den Frauen durch die Erstickung der Gebärmutter infolge der Schädigung durch das Sperma zur Schwächung der Disposition kommt. Bevor sich diese Giftigkeit ausbreitet oder vermehrt, kommt es zu einer Schwere des Körpers, zur Unterkühlung desselben und zur Erschwerung der Bewegung.“

Die dominierende physiologische Ausrichtung zeigt sich nicht zuletzt in der Beschreibung der einzelnen Phasen des Geschlechtsverkehrs. So heißt es über die Zahl der Erektionen, ihre Dauer und Folgen: „Die naheliegende Ursache der Fülle in der saitenartigen Spannung des Gliedes ist die erhebliche Fülle des Pneumas in den Teilen der Begattungsorgane. Denn entweder liegt die Fülle dieser pneumaanfüllenden oder -aufblasenden Ursache in dem Hohlnerven selbst, oder es kommt unversehens zu einem Zustrom aus den Arterien, den Spermagefäßen oder aber aus beiden zugleich. Die spezifische Materie dieses Pneumas nun ist die zu starke Feuchtigkeit. Diese wiederum bewirkt die starke Wärme. Solche Materie ist entweder fest in den Spermagefäßen fixiert oder dort, wo das Sperma gebildet wird, nicht fest, wie auch immer also die Fixierung dieses Pneumas und seiner Kraft sein mag. Alsdann ist es entweder infolge seiner Kälte oder infolge seiner Grobheit fixiert, und bisweilen verstärkt es die stoffliche und die wirkende Ursache (causa materialis et causa efficiens) sowie die instrumentellen Ursachen (causae formales)“ [28], die bei Entgleisungen alle wiederum je spezifisch besondere Heilmaßnahmen auf den Plan rufen.

4.5 Das therapeutische Programm

Was die Arzneimittellehre, die „Materia Medica“, angeht, so ist im „Canon Medicinae“ von zwei Modellvorstellungen die Rede, um die Wirkkräfte der Heilmittel zu verdeutlichen. „Das eine (sagt Avicenna) ist der Weg des Experiments, das andere der Weg der vernünftigen Schlußfolgerung“ – „ratio et experimentum“ also, schon hier, und nicht erst bei Francis Bacon! Wobei wir lernen – so Avicenna –, „ daß das Experiment nur dann sicher zur Kenntnis der Medikamente hinführt, wenn die jeweiligen Bedingungen genau beachtet wurden“. [29]

Dieser ihrer Methodik wegen hat Roger Bacon die arabische Medizin gerühmt als „scientia experimentalis“, und noch Alexander von Humboldt konnte die Araber preisen als die Erfinder des gezielten Experiments. [30]

Eine weitere Literaturgattung der Heilmittellehre sollte wenigstens erwähnt werden; es sind dies die sogenannten „taqwīm", was man mit „Schachtafel" übersetzen könnte, worunter große Tafelwerke zu verstehen sind, wie sie aus der astronomischen Didaktik entlehnt wurden, um nun auch in übersichtlicher Weise ein Gerüst der Heilmittellehre vorzuzeichnen. Auf jeder Tafel stehen die vier Elemente mit ihren vier Qualitäten den vier Wirkungsgraden gegenüber; der nützliche Einfluß (juvamentum) wird mit dem schädlichen (nocumentum) ausgewogen; was förderlich ist und was dem Schaden entgegen wirkt, wird dann rein mechanisch berechnet.

Auf diese Weise konnte nicht nur eine straffe Rationalisierung erzielt werden; auch die Kriterien wurden in durchaus wissenschaftlicher Weise zur Diskussion gestellt. Als Parameter gelten folgende Prinzipien:

1. Die Krankheit, gegen die ein Mittel geprüft werden soll, muß eine einfache sein.
2. Die Kräfte des Mittels müssen mit den Kräften der Krankheit in einem berechenbaren Verhältnis stehen.
3. Die Wirkung des Mittels muß sich sofort zeigen, sonst ist sie als rein zufällig zu klassifizieren.
4. Das Mittel muß seine Wirkung bei allen Menschen und zu allen Zeiten gleichartig äußern, und
5. die Wirkung muß beim Menschen mit der Wirkung beim Tier verglichen werden.[31]

Unter den 760 Heilmitteln, die mit genauen Anweisungen zur Herstellung wie zum Gebrauch versehen sind, greife ich als Beispiel die Melisse heraus, das „Bederenzegum", von dem es heißt, daß es – als heiß und trocken im dritten Grade – die schöne Eigenschaft besitze, das Herz zu erheitern und zugleich zu kräftigen: „Laetificativa est, et confortativa cordis, et aufert tremorem cordis".[32] Es gab damals unter den Heilmitteln offensichtlich auch „Laetificantia" und nicht nur „Stupefacientia"!

Die ständige Bereicherung mit neuen Heilmitteln wie auch der Zuwachs an neuen Techniken lassen schon frühzeitig auch die Herausbildung eines eigenen Apothekerstandes vermuten. In der Tat finden wir hier schon zahlreiche Ärzte, die den Titel „Apotheker" (ṣaidalī) tragen. Es bildeten sich bald schon große Spitalapotheken heraus; wir hören von Drogenläden, reisenden Händlern, Umschlagplätzen für den Handel und ähnlichen Institutionen. Ein literarischer Niederschlag diese Standes findet sich in nahezu allen „Antidotarien"; ferner ist ein islamischer Einfluß auf die Medizinalordnung Friedrichs II. (um 1240) nicht zu verkennen. Hier haben wir mit Sicherheit einen Ausgangspunkt für die Medizinalgesetzgebung wie auch die Entfaltung eines eigenen Apothekerstandes zu sehen. Über die Antidotarien ist es nicht zuletzt zu jenen handbuchartigen „Dispensatorien" gekommen, die allmählich zu offiziellen Arzneibüchern angewachsen sind, den Pharmakopöen der neueren Pharmakologie und Pharmazie.

Nicht übersehen werden sollten schließlich auch Ibn Sīnās Beiträge zu Chirurgie. So finden wir im „Canon“ die Eröffnung der Luftröhre bei Fremdkörperverschluß beschrieben, die berühmte lebensrettende Tracheotomie, ferner die Behandlung von Mastdarmfisteln mittels Unterbindung, Verfahren zur Reposition des Oberarmkopfes oder des luxierten Steißbeins, nicht zuletzt die detaillierte Beschreibung verschiedener Arten der Kindsentwicklung bei abnormen Geburtslagen[33].

Die Nachwirkungen des „Canon Medicinae“ sind kaum zu überblicken. Ein medizinisches Handbuch aus dem Jahre 1471 zitiert den Avicenna nicht weniger als 3000mal (wobei Hippokrates nur 140mal vorkommt, Galen und Rhazes immerhin je 1300mal). Studiert man die Lehrpläne des 16. Jahrhunderts, so findet man den „Canon“ in Bologna und Padua, in Paris und Montpellier, in Oxford und Wien, in Leipzig oder auch Frankfurt an der Oder. Bis ins 17. Jahrhundert hält er sich in Löwen und Montpellier, im 18. Jahrhundert wird er noch an der Universität Jena benutzt. Eine „Cátedra de Prima de Avicenna“ war im Jahre 1753 noch an der spanischen Universität zu Valladolid zu besetzen.[34]

5 Avicennas Lehrgedicht

Wesentlich einfacher als der „Canon“ gehalten ist ein „Lehrgedicht des Avicenna“ (Urǧūza fī'ṭ-ṭibb), das in 1326 Versen dem Studenten das Wissen leicht an die Hand geben soll. Aus der theoretischen Medizin gewinnt der Schüler seine Anthropologie und eine Soziologie, in die dann Nosologie und Pathologie nur noch einzubauen sind. Als praktische Kunst lehrt die Medizin den tätigen Eingriff auf dreifache Weise: mit dem Messer, mit dem Medikament und mit dem diätetischen Rat. Auf diese Weise glaubt Avicenna die Grundsäulen der Medizin und der ärztlichen Bildung am leichtesten gefaßt; in der Versform will er sie seinem Schüler angenehmer ins Ohr bringen. Avicenna schreibt dazu: „Es ist eine Einführung in die Wissenschaft und in die Kunst, leicht auswendig zu lernen und für längere Zeit zu behalten; denn es tönt im Ohre mit wellenförmigem Rhythmus, bei dem eines mit Notwendigkeit auf das andere folgt.“[35]

Kein Wunder, daß man an diesem leichtfüßigen Lehrgedicht eher Geschmack gefunden hat als an dem schwerfälligen „Canon Avicennae“. Kein Geringerer als Averroës, *der* Kommentator der lateinischen Hochscholastik, hat dieses Gedicht kommentiert und es für die beste Einführung in die Medizin überhaupt gehalten.

Vermutlich hat Avicenna mit diesem Poem an die alte arabische Tradition des „Lobes auf das Lehrgedicht“ angeknüpft, auf das sich bereits Al-Ǧāḥiẓ (gest. 869) bezogen hatte, wenn er schreibt: „Das Hören von Worten ist nur von Nutzen, wenn sie in den Ohren kreisen, sich im Herzen verbergen und in der Brust ihr Zelt aufschlagen. Nach längerem Verweilen vermählen sie sich miteinander und befruchten sich gegenseitig, und ihr Erzeugnis ist das edelste, und ihre Frucht schmeckt am besten.“[36]

6 Theorie der Lebensordnung und Praxis der Lebensführung

Zu einem der edelsten Erzeugnisse, deren Frucht uns am besten bekommt, möchte ich Avicennas Regeln zur Gesundheitsbildung rechnen, das, was ich einmal nennen möchte: seine Theorie der Lebensordnung und daraus fließend die Praxis der Lebensführung. Die Quellen weisen uns gerade hier hin auf eine Auseinandersetzung mit sehr realen, ganz konkreten Erfahrungen, mit Fragen des Lebens, und nicht mit literarischen Fiktionen, mit einer Kultur des Alltags.

Nicht hoch genug veranschlagt werden kann daher die prinzipielle Bedeutung der Diätetik, als einer Wissenschaft von der Stilisierung des privaten wie des öffentlichen Lebens, als einer alle Therapie begründenden und begleitenden Lebenskunde. Tausende von spätmittelalterlichen Traktaten führen dieses „Regimen sanitatis" noch, und immer wieder lesen wir: „Der Meister Avicenna spricht"; er spricht von den sechs Regelkreisen zu gesunder Lebensführung, den berühmten „res non naturales", aus denen wir wenigstens das eine oder andere hören sollten![37]

Da steht zuoberst der gebildete Umgang mit Licht und Luft, Wasser und Wärme, Boden und Klima, kurzum: all dem, was schon Hippokrates in seiner Schrift „Von der Umwelt" beschrieben hatte und was wir eher das ökologische Bezugssystem nennen würden. Frühe arabische Entwürfe zu einer idealen Städteplannung zeigen, wie sehr hier die „salus publica" mit der „salus privata" verknüpft ist, wie sehr es auch im öffentlichen Leben ankommt auf Grünflächen und gute Luft, auf Abwässersysteme und Gemeinschaftsflächen, auf die Lebensmittel im weitesten Sinne des Wortes[38].

Noch konkreter wird diese Kultur des Alltags, wenn wir uns den Lebensmitteln im engeren Sinne zuwenden. Essen und Trinken gelten ganz allgemein als ein Mittel, das Seelenheil zu erlangen. Dabei galt als Maß die „nīya", die allgemeine Intention, niemals bis zum Sattsein zu essen. Man stand sogar auf dem Standpunkt, daß eine Diät, die einem mit Sicherheit nicht schade, deren heilende Wirkung aber bezweifelt wurde, vom Standpunkt der Gesundheit aus gleichwohl zu billigen sei.[39]

Als Al-Ḥaǧǧāǧ, Statthalter im Irak, seinen griechischen Leibarzt Theodokos um eine Verordnung bat, da gab ihm dieser zur Antwort: „Heirate von den Frauen nur ein junges Mädchen, iß vom Fleisch nur junges, iß das Gekochte nicht, bevor es gut gar ist, trink eine Medizin nur bei einer Krankheit, iß vom Obst nur das reife, iß eine Speise nur, wenn du sie gut kaust, und ebenso alles, was du gern issest, und trinke nicht dabei; und wenn du trinkst, so iß nichts dabei. Halte auch nicht den Stuhl und den Urin zurück. Und wenn du am Tage issest, so schlaf'; und wenn du zur Nacht issest, so geh', bevor du schläfst, und seien es nur hundert Schritte!"

Die nächsten Regelkreise befassen sich mit dem Rhythmus von „Bewegung und Ruhe" und dem Wechsel von „Schlafen und Wachen". Hier geht es – im Angesicht des kosmischen Wellenspiels von Tag und Nacht – um die Rhythmisierung des gesamten Alltags. Hier mögen denn Ibn Sīnā auch seine erstaunlichen musiktheoretischen Einsichten zugute gekommen sein, wenn er – wie im „Buch der Heilung“ – den Klang und das Intervall behandelt, die Tongeschlechter und Tonsysteme, Tonart und Mutation, Rhythmus und Komposition. Immer wieder wird hingewiesen auf den pädagogischen, und dann auch heilenden Effekt der Musik, wie überhaupt die Musiktherapie bei den Arabern in höchster Blüte stand[40].

Das nächste Modell praktischer Lebensführung befaßt sich mit den „Excreta et secreta“, den Ausscheidungen und Absonderungen und alledem, was wir heute unter einem innersekretorischen Stoffwechselhaushalt verstehen würden. Hier spielt neben der im islamischen Kulturkreis erstaunlich ausgebildeten Badekultur die Sexualhygiene eine besondere Rolle.[41] Avicenna versteht jede Art von Geschlechtsverkehr als einen Stoß in ein höchst labiles Gleichgewichtssystem, und er versteht die erotisierte Diätetik als eine möglichst fein gestimmte Ausbalancierung antagonistisch gespannter Kräfte. In einem geregelten Geschlechtsleben aber folgt auf den Koitus – so wörtlich – „eine Entladung des dominierenden Denkens, Erlangung von Kühnheit, Überwindung überflüssigen Zornes und Erlangen von Würde“ –, in der Regel also eine Erhöhung des humanen Status[42].

Das letzte Glied humaner Lebenstilisierung kommt aus den „Affectus animi“, den Emotionen, all unseren Leidenschaften und natürlich auch Freudenschaften. Und auch hier – wo all unser Tun den banalen Alltag transzendiert – greift alle „salus privata“ sofort auf die „publica“ über, um sich zu konzentrieren auf eine mittlere, vermittelnde Schicht, die „salus communis“. Das Individuum allein nämlich – so Avicenna – ist kaum in der Lage, seine Verhältnisse zu ordnen. Es muß einen Gefährten finden, der ihm hilft, die notwendigen Dinge des täglichen Lebens in die Hand zu nehmen. Der Mensch – so wörtlich und in Übereinstimmung mit der Nikomachischen Ethik – muß unterstützt werden durch einen anderen; er muß einfach den sozialen Verkehr aufnehmen. Er ist das „zoon politikon“, ganz gewiß, aber auch noch etwas mehr; er ist, wie es bei Albertus Magnus heißt: ein „animal magis conjugale quam politicum“[43].

Hier ist offensichtlich die kleinste Gemeinschaft gemeint, die alle Ökonomie konstituiert und aller Politik die Maßgabe und Richtschnur gibt, das „conjugium“ einer Ehegemeinschaft, wobei allerdings von einer paritätischen Partnerschaft keine Rede sein kann. Die Frau nämlich ist universell in der Begierde, kaum in der Lage, dem Verstand zu gehorchen. Sie muß daher im Hause streng behütet werden, darf keine gewinnbringenden Beschäftigungen unternehmen usw. usf. Sie ist – das alte leidige Lied zwischen Aristoteles und Thomas von Aquin – ein „mas occasionatus“, ein zu kurz gekommener Mann, ein nicht ganz geglückter Mensch –, und so steht das nun auch in der „Metaphysik“ des großen Ibn Sīnā![44]

Soweit zum Topos der „sex res non naturales“! Nicht genug hervorgehoben werden kann, daß es damals schon ganz genaue Gesundheitsregeln gab für das Greisenalter wie für das Kindesalter, für alle Situationen des Alltags, für die Reisenden zu Wasser wie zu Lande, für die Kranken wie die Pilger, für alle kritischen

Situationen. Das Geheimnis eines solchen „Regimen sanitatis" aber war, daß alle diese Punkte niemals isoliert traktiert wurden (so wie dies heute der Fall ist mit „Bio" oder „Öko" oder „Psycho"), daß sie vielmehr nur im Ensemble zur Wirkung kamen, im vollen Orchester einer ganzheitlichen Daseinsgestaltung.[45]

Die Pflichtenlehre der islamischen „shari'a", was ursprünglich den Weg zum Tränkeplatz meint, richtet sich für das geistliche wie leibliche Leben aus auf die Sure 45, 18: „Dann gaben wir die Regel; folge ihr und nicht den Begierden der Unwissenden." Avicenna noch konnte den Propheten Muḥammad preisen, weil er es war, der den Gläubigen ein absolut klares Maß und damit ein Leitbild für Glück oder Elend gegeben habe. Aus dieser maßvollen Klarheit heraus habe sich der Mensch erst als Maßstab jenes Mikrokosmos verstehen können, der in all seinen Maßen der Ordnung und der Schönheit des Universums entspricht und so allein wohl auch ein Weltbild zu vermitteln in der Lage war.

Wenden wir uns noch einmal dem „Canon" zu, so steht dort abschließend zu lesen: „Für jeden Körper gibt es eine Grenze in seinem Widerstand gegen die notwendige Austrocknung, die von seiner ursprünglichen Mischung, seiner ursprünglichen Wärme und dem Maß seiner ursprünglichen Feuchtigkeit bestimmt wird, eine Grenze, die der Mensch nicht überschreiten kann. Manchmal aber kommt diese Grenze ihm dadurch zuvor, daß Ursachen eintreten, welche die Austrocknung im besonderen bewirken oder auf eine andere Weise tödlich wirken. Viele sagen, daß der zuerst beschriebene Tod der natürliche sei und der letztere nur ein akzidenteller. Es ist nun die Aufgabe der Heilkunst, den Körper des Menschen jenes natürliche Lebensende erreichen zu lassen, das natürlicher Tod genannt wird."[46]

Was natürlich wiederum auch das Ziel der Hygiene ist, der „Kunst zu leben", wie Goethe die Diätetik nannte. Und es klingt ganz nach Avicenna, wenn Goethe – in „Diderots Versuch über die Malerei" – schreibt: „Und so gibt der Künstler, dankbar gegen die Natur, die auch ihn hervorbrachte, ihr eine zweite Natur, aber eine gefühlte, eine gedachte, eine menschlich vollendete zurück".[47]

7 Avicenna heute!

Wir stehen am Ende eine abenteuerlichen Wanderung durch ein Leben und ein Werk, das wir doch nur in kurzen Zügen streifen konnten, und wir sollten den Weg nicht beschließen, ohne zu fragen nach den Nachwirkungen eines solchen Werkes, nach dem auch, was uns Avicenna heute noch bedeuten könnte.

Der Autorität eines Avicenna – weiterwirkend bis weit in das 16. Jahrhundert, bis in unsere Tage – verdanken wir es in erster Linie, daß die so enge Verbindung von Medizin und Philosophie niemals ganz außer acht gelassen wurde. Die Natur blieb auch im abendländischen Denken eng verknüpft mit dem Wesentlich-Werden des Menschen. Aller Stoff drängt auf Vergeistigung; Natur will Kultur!

„Sein Erscheinen im Westen" – so Kurt Flasch (1986) – „bedeutete eine neue Epoche."[48] Ohne dieses „Corpus" wäre es kaum zur Entstehung der Universität gekommen, die doch einzig und allein durch drei Momente konstituiert ist:

1. durch das in sich ausgewogene Gleichgewicht von „Theorica et Practica";
2. durch den Einbau jeder „facultas" – so auch der Medizin – in das „studium generale", den Namen der alten Universität, und
3. durch die „universitas magistrorum et discipulorum", der Lehrer-Schüler-Gemeinschaft, der Avicenna so bewegende Worte gewidmet hat.[49]

Mit dem „neuen Aristoteles", und unter dem Impuls des Riesenwerkes von Ibn Sīnā, war um 1200 bereits die alte rhetorisch-literarische Bildung der „Artes liberales" verblaßt, der sakramentale Symbolismus des hohen Mittelalters ersetzt worden durch rationale Naturbetrachtung und ein neues, sehr konkretes Streben zur Lebenswirklichkeit mit all ihren sozioökonomischen Bedingungen. Dieser neue „Gott der Philosophen", das war freilich – frei nach Pascal – nicht mehr „der Gott Abrahams, Isaaks und Jakobs", das war eher „der harte Kern der Neuzeit", die Naturwissenschaft.

Wir können heute sicherlich nicht mehr so weit gehen wie Ernst Bloch, wenn er mit seiner „Aristotelischen Linken" auch das Werk Ibn Sīnās weiterwirken sah auf Giordano Bruno, auf Lessing, Hegel, auf Marx und Engels. Wir verlassen uns hier eher auf Duns Scotus, der in erster Linie das Wissen von kontingenten Tatsachen zu begreifen trachtete und der alle theologische Weisheit eher im Sinne der Lebensleitung zu erfassen suchte, und der sich damit sehr dezidiert auf die Seite Ibn Sīnās gestellt hat. „Avicenna (so schreibt er), cui contradixit commentator (i.e. Averroës), bene dixit, et commentator male."[50] Avicenna hatte da schon recht gesehen!

Wir wollen auch hier lieber bei der Quelle selber bleiben, auf die ich hier nur in aller Kürze verweisen durfte, und wir sollten abschließend nicht den Arzt, den Weisen, den Naturforscher hören, sondern den Dichter Avicenna, den Menschen, der da bekennt:

„Die lichte, unschuldige Taube, sie hat sich vom Himmel geschwungen, um nun zu wohnen in deiner Brust... Träumt sie vom Himmel, den sie verlor, vergießt sie heiße Tränen. In dir seufzt sie nun... in den Maschen des Netzes hat sich die Taube verfangen. Wird sie nun nie mehr zum weiten, zum strahlenden Himmel sich schwingen, der einer Wiese gleicht im ewigen Frühling? Wird sie es nicht...?" Lassen Sie mich schließen mit dieser bangen Frage, dieser fragenden Klage, die denn auch keine Antwort erwartet!

Anmerkungen

[1] Man hat aus der Inschrift der beiden Monumente die Maximen der idealistischen wie der materialistischen Weltanschauung herauslesen wollen. So schreibt der russische Historiker Bychowsky (1957), daß es bei der Grundeinstellung Ibn Sīnās keinerlei Zweifel an der objektiven Zuverlässigkeit der Erkenntnis und der unbegrenzten Kraft der rationalen Erkenntnis geben könnte. Avicennas Rationalismus stehe in unbedingtem Gegensatz zum Fideismus und zu jeder Art von Irrationalismus. Sein „philosophisches Erbe" sei vielmehr darin zu sehen, daß er den aristotelischen Form-Begriff insofern korrigiert habe, als er das Prinzip der Interpretation des materiellen Einzelnen in die „forma" hineingetragen habe, jenes „principium individuationis", das dann in der lateinischen Scholastik von Duns Scotus als „haecceitas" ausgedeutet wurde.

[2] R. Calder (1960) 92. – In diesem schnoddrigen Werk mit dem pompösen Titel „Medicine and Man" wird Avicenna als ein „großsprecherischer Kerl" eingeführt, der „in den Pausen zwischen Festen und Liebeleien eine ganze medizinische Bibliothek" zusammengeschrieben habe. Diese seine Schriften aber seien nichts anderes gewesen als „ein Teil des Humbugs, der dem Fortschritt im Wege stand". Und das wiederum habe so lange gedauert, bis Paracelsus im Jahre 1527 die Werke des Galen und des Avicenna öffentlich verbrannte!

[3] Dante Alighieri: Die göttliche Komödie (Übers. Wilhelm G. Hertz), Inferno IV. Gesang:
„Euklid, der Messer, Ptolemeus gar,
Hippokrates, Avicenna und Galen;
Averroës, der schuf den Kommentar"
(Euclide geomètra e Tolomeo,
Ippocrate, Avicenna e Galieno,
Averroìs, che il gran comento feo).

[4] Vgl. hierzu Paul Kraus: Eine arabische Biographie. Klin. Wschr. 11 (1932) 1880–1884. Kraus bringt Ibn Sīnās Lebensgeschichte nach der Schilderung seines Schülers Abū 'Ubaid al-Ǧūzǧānī, die wiederum aufgenommen wurde in die Ärztegeschichte des Ibn Abī Uṣaibi'a (gest. 1270) und in die Gelehrtengeschichte des Ibn al-Qiftī (gest. 1248).

[5] Der „Philosophus autodidactus" hat seine eigene Geschichte, die sich vom 11. bis zum 18. Jahrhundert verfolgen läßt. Das Grundmotiv geht sicherlich auf Ibn Sīnā zurück; es wurde ausgebaut von Abū Bakr b. Ṭufail al-Qaisī (gest. 1185), dem Leibarzt des almohadischen Statthalters Abū Ja'qūb Yūsūf, der im Jahre 1181 den Alcázar zu Sevilla errichten ließ. Der Titel dieser berühmten Geschichte heißt „Ḥaiy b. Yaqzān" (wörtlich: „Der Lebendige, Sohn des Wachenden"). Hier wird die Entwicklung eines Naturmenschen geschildert, der auf einer einsamen Insel ausgesetzt worden war, um aus eigener Kraft – gesäugt von einer Gazelle – zur autonomen Vernunft und zur mystischen Vereinigung mit der Gottheit zu gelangen.
In ihrer typischen Verbindung von Kritik und Frömmigkeit, Herzensglut und Geistesschärfe, Rationalismus und Mystik gewann diese Geschichte großen Einfluß auf das Abendland – bis zu Defoës „Robinson" (1719) und Rousseaus „Émile" (1762). – Im Gegensatz zum intuitiven Erkennen seines Lehrers Ibn Ṭufail sah Ibn Rušd, der Averroës der lateinischen Scholastiker, im Menschen mehr die Möglichkeit, durch reales Wissen zum Beherrscher der Wirklichkeit und zu einem Gott dieser Welt zu werden. Der Mensch gilt hier eher als das biologische Mangelwesen, das sich über seine rationalen

Möglichkeiten zu einem autonomen Wesen aufschwingt –, ein Gedankengang, der am Ausgang des Mittelalters zu einem entscheidenden Vektor wissenschaftlicher Emanzipation werden sollte. – Zu modernen Ausgaben vgl. Abucháfar Abentofáil: El filósofo autodidacto. Prólogo de M. Menéndez y Pelayo. Buenos Aires 1954.

[6] Nach J. Ruska (1934) 29.

[7] Vgl. E. Bloch (1963). – In die gleiche Richtung zielt Hermann Ley: Geschichte der Aufklärung und des Atheismus. Berlin 1970, Bd. II, S. 207–225.

[8] O. Spies (1955) 94 beschränkt sich auf die deutschen Veröffentlichungen und weist hin auf das bibliographische Handbuch von Carl Brockelmann: Die Geschichte der arabischen Litteratur. Bd. I (1898) 452–458, sowie Supplement, Bd. I (1937) 812–828, ferner auf die erweiterte Auflage I (1943) 589–599. – Eine biobibliographische Übersicht findet man auch bei Überweg-Heinze: Grundriß der Geschichte der Philosophie, II. Teil (1928) 291; 307–310.

[9] Eine Übersicht über die lateinischen Renaissance-Drucke findet sich bei Ludwig Choulant: Handbuch der Bücherkunde für die ältere Medizin (1841) 362–366. – Ein photomechanische Reproduktion des „Liber canonis Avicennae“ nach der Ausgabe 1527 zu Venedig liegt vor bei Georg Olms, Hildesheim 1964.

[10] Zur Geologie Ibn Sīnās vgl. den Text bei G. Le Bon: La civilisation des Arabes. Paris 1884, S. 524. Es heißt dort weiter: „Was die Erde und den Löß betrifft, der die Oberfläche der Berge bedeckt, so haben sie nicht denselben Ursprung wie das Skelett der Berge. Sie gehen vielmehr hervor aus einem Abbau von Pflanzenresten und von Schlamm, der durch das Wasser herangeführt wird. Vielleicht rühren sie von dem alten Meeresschlick her, der ehemals die ganze Erde bedeckte“ (nach Ley (1970) 210f.).

[11] Zu Al-Bīrūnī vgl. Syed Hasan Barani: Ibn Sīnā and Alberuni. A study in similarities and contrasts. In: Avicenna Commemoration Volume, Calcutta 1956, p. 3–14. – Als Vertreter eines wissenschaftlichen Denkens im Sinne des dialektischen Materialismus wird Bīrūnī von H. Ley (1970) 226–249 geschildert; hier wird auch die Auffassung vertreten, daß Al-Bīrūnī (973–1048) und Ibn Sīnā (980–1037) gegenseitige Kenntnis ihrer Werke gehabt haben müssen.

[12] Zum Topos von „Theorica et Practica“ vgl. H. Schipperges: Die arabische Medizin als Praxis und als Theorie. Sudhoffs Arch. Gesch. Med. Naturw. 43 (1959) 317–328. – Die Theorie, die „ars speculativa“ tritt gleichwertig und gleichgewichtig neben die „ars operativa“. Bei einem Vorläufer des Avicenna schon, dem Arztphilosophen Al-Fārābī, zeichnet sich die gleiche Tendenz ab. Al-Fārābī beruhigt sich nicht damit, daß das Theoretische als eine Art Studium Generale zur Auffüllung oder zur Dekoration neben die Praxis tritt. Er will vielmehr zeigen, wie aus der Theorie selber jene spezifische Bildekraft auf das Handeln ausgeht, die alle praktischen Bereiche prägt, ja, daß in der Theoria schon das integrierende Element alles ärztlichen Tuns vorgezeichnet und einbeschlossen ist. Wird diese „theoria“, diese „virtus“ oder auch „forma“ zerstört, so kann man nicht mehr von einer wissenschaftlichen Medizin sprechen, wie ja auch aus einem Gewebten ohne den Einschlag nie ein Gewand werde, wie man nicht von einem Schwert sprechen könne, wenn es der „acuitas“ entbehre. Wie erst das Auge, das „corpus oculi“ *und* die „virtus videndi“ das Sehen ausmachen, so macht auch die "virtus“ mit der Hand, dem „corpus manus“, erst das Handeln aus, bringt erst die Bereitschaft zum Handeln, führt zur „agilitas“. Wer das nicht einsieht, schreibt Al-Fārābī kurz und bündig, der verhält sich wie ein „ligneator noctis“, wie ein Holzhauer bei Nacht. Besser noch

als die lateinische Übersetzung charakterisiert dies der arabische Text, wo es heißt „miṭlu: hatibu lailin“, d. h. so wie einer, der nachts Holz liest und dabei unbesehen zusammenrafft, was ihm gerade rein empirisch zwischen die Hände kommt.

13 Der „Kitāb aš-Šifā'“ gliedert sich in vier Summen: eine „Summa logica“, die „Summa scientiarum naturalium“, eine „Summa mathematica“ und die „Summa metaphysica“. Die Idee der „Summa“ als einer scholastischen Darstellungsmethodik ist demnach hier schon, und nicht erst bei Abaelard (gest. 1142), bewußt aufgegriffen worden.

14 Vgl. Haneberg (1866): „Man kann sich mit ziemlicher Sicherheit darauf verlassen, daß man im Wesentlichen Alfarabi mithört, wenn man Avicenna hört.“ S. auch Birkenmajer (1934) mit dem Incipit seiner Brügger Handschrift: „Studiosam animam nostram ad appetitum translacionis libri Avicenne, quem Asschiphe id est Sufficientiam nuncupavit, invitare cupiens . . .“.

15 In der vierten Summa seines Buches „Genesung der Seele“, cap. 1, schreibt Ibn Sīnā: „Nachdem wir bereits alle Begriffe vorgebracht haben, die in dem Bereiche der logischen, physischen und mathematischen Wissenschaften eine Darlegung erforderten, ist es nunmehr angebracht, zu beginnen mit der Definition der Begriffe der Weisheit (sapientia; ḥikma).“ Ibn Sīnā gliedert sodann die philosophischen Wissenschaften in spekulative und praktische, wobei die theoretischen Wissenschaften das Ziel verfolgen, „die theoretische Denkfähigkeit dadurch zu vervollkommnen, daß sie den Verstand aktuell denken machen“. Dieses werde dadurch erreicht, daß der Verstand die begrifflich auffassende und über die Außenwelt urteilende Wissenschaft von Dingen erlange, die nicht unsere Handlungen und Verhältnisse seien. „Daher ist der Zweck der theoretischen Philosophie der, daß Gedanken und Überzeugungen erworben werden, die sich nicht auf die Beschaffenheit der Handlung noch die des Prinzips des Handelns erstrecken“ (nach Horten (1907) 3).

16 Der Topos von der „konkreten Philosophie“, der sicherlich bis in das Hippokratische Denken zurückreicht, ist in neuerer Zeit besonders von Karl Jaspers bevorzugt worden. Vgl. H. Schipperges: Medizin als konkrete Philosophie. In: Karl Jaspers. Philosoph, Arzt, politischer Denker. München, Zürich 1986, S. 88–111.

17 Da Avicenna die Auferstehung des Leibes entschieden geleugnet hat, habe er – wie Ernst Bloch glaubt – den Gläubigen sowohl die sinnlichen Schrecken der Hölle („diese riesige klerikale Peitsche“) entzogen als auch die sexualen Freuden des Himmels („dieses orthodoxe Zuckerbrot“) (Bloch (1963) 15). – Auch H. Ley (1970) 218 sieht in Avicenna den Versuch, „jene Momente der aristotelischen Materietheorie auszuschalten, die platonisiert sind“. Er fügt als Beleg ein Zitat an: „Das was Materie genannt wird, kann auch Form heißen, und was Form, auch Materie“, während der Passus nach Horten (1907) 147 lautet: „Die Wesensform ist daher früher als die erste Materie, und man kann nicht sagen, daß die Wesensformen in sich der Potenz nach immer existieren und nur aktuell wirklich würden durch die Materie; denn die Substanz der Wesensform ist das Aktuellsein.“

18 Zur „Isagoge“ vgl. H. Schipperges: Eine griechisch-arabische Einführung in die Medizin. Dtsch. Med. Wschr. 87 (1962) 1675–1680. – Vgl. auch H. Schipperges: Zum Gleichgewicht von medizinischer Theorie und ärztlicher Praxis. Regensburg 1970. – Zu „Ḥunain b. Isḥāq“ vgl. M. Ullmann: Die Medizin im Islam. Leiden, Köln 1970, S. 115–119. – S. auch: Ḥunayn ibn Isḥāq. Collection d'articles publiés à l'occasion du onzième centenaire de sa mort. Présentation par Gérard Troupeau. In: Arabica 21, fasc.

3, p. 229–330. Separatdruck Leiden: E. J. Brill 1975. – Zum „Haus der Weisheit“ zu Bagdad vgl. Ullmann (1970) 116. Die Gelehrsamkeit an dieser Bagdader Akademie, dem „Haus der Weisheit“ (bait al-ḥikma) kann man sich nicht lebendig genug vorstellen. Ḥunain b. Isḥāq, Leibarzt des Kalifen, stand einer Übersetzerzentrale vor, die unter modernsten philologischen Kriterien arbeitete. Ḥunain ging systematisch griechischen Handschriften nach, kollationierte und emendierte sie, um zunächst einmal einen kritischen Text zu haben, der dann mit syrischen Traduktionen verglichen wurde. Seinen Assistenten diktierte er die Korrekturen; danach erst begann die Übersetzung ins Arabische. Hierbei konnte es freilich doch passieren, daß aus „Empedokles“ der arabische „Ibn Dûqlîs“ wurde, der dann zu „Abrucalis“ latinisiert worden ist! Auf diese Weise wurden nicht nur Hippokrates und Galen, sondern auch sämtliche Aristotelica übersetzt. Hinzu kommt, daß die Araber im 8. Jahrhundert von chinesischen Kriegsgefangenen in Samarkand die Technik der Papierherstellung erlernt hatten und bald schon märchenhafte Bibliotheken zu organisieren vermochten. In Bagdad florierten Symposien, die uns in der Literatur der „maqabasat“ (Gedankenaustausch) erhalten sind. Auch Ibn Sīnā plante auf dieser Ebene nichts Geringeres als eine „Orientalische Philosophie“ auf aristotelischer Basis.

19 Zum Entstehen der Universitäten vgl. H. Grundmann: Vom Ursprung der Universitäten im Mittelalter. Ber. Verhdl. Sächs. Akad. Wiss. Leipzig, Phil. hist. Kl. 103. Berlin 1957. Grundmann hebt in erster Linie den „amor sciendi“ als Grundmotiv der universitären Korpoerationen hervor. – Siehe dagegen auch H. Schipperges: Einflüsse arabischer Wissenschaft auf die Entstehung der Universität. Nova Acta Leopoldina 27 (1963) 201–212.

20 Titelblatt des arabischen „Canon Medicinae“ (Signatur: Edl 22) aus dem ehemaligen Bestand der Heidelberger Akademie der Wissenschaften [= Abb. 2].

21 Canon medicinae, Prooemium: „Et mihi placuit ut in primis loquerer de rebus communibus et universalibus utriusque partis medicinae, theorice videlicet et practice. Postea vero loquerer de universalibus iudiciorum virtutum medicinarum simplicium et post haec de particularibus eorundem. Deinde loquerer de egritudinibus, que in unoquoque contingunt membro. Prius tamen incipiam ab anatomia illius membri et eius iuvamento: de anatomia enim simplicium membrorum et similiter iuvamentis in libro primo universali, iam tunc locutus ero . . :“ – Im weiteren Verlauf dieses Lehrbuches wird dann allerdings der Student mehr darauf aufmerksam gemacht, daß er in der Praxis doch ruhig den Aussagen der Naturwissenschaft vertrauen darf. „Medicus physico credere debet:“ Er sieht jetzt den Arzt, der immer nur provisorisch arbeiten kann, der in seinem nur notdürftig organisierten Notstandsgebiet die ungelösten Probleme ruhig dem „philosophus“ auf der einen Seite, auf der anderen dem „physicus“ überlassen soll, der die Problematik also der reinen Forschung anheimstellt.

22 Vgl. Horten (1907) 55: „. . . wie auch für alles, was die Gesundheit angeht, nur eine Wissenschaft (die Medizin) besteht“.

23 J. Hyrtl: Onomatologica anatomica (1880) 207.

24 Vgl. G. Rath: Die Anatomie des Avicenna. Med. Diss. Bonn 1948. – S. auch J. Hirschberg und J. Lippert: Die Augenheilkunde des Ibn Sīnā. Leipzig 1902. – In einem Traktat über die Struktur des Auges heißt es von der mittleren Nährhaut: „Sie füllt sich mit und verzweigt sich in Blutadern, wie die Nachgeburt. Sie in der Tat läßt die Nahrungsstoffe eindringen. Doch ist das nicht unumgänglich, daß alle Teile derselben hergerichtet

seien zum Nutzen des Ernährbaren, sondern nur der hintere Teil derselben, der eben Aderhaut genannt wird. Der vordere Teil hingegen wird zu einer mächtigen Haut, himmelfarbig zwischen weiß und schwarz, um die Sehkraft zu sammeln und um das Licht durch seine Wirkung zu regeln ... Nach vorn greift diese Haut nicht vollständig herum, um nicht das Eindringen der Bilder auszuschließen; vielmehr läßt sie in ihrem vorderen Teil ein Fenster und Loch, wie es in einer Beere bleibt, wenn man ihr den Stiel ausreißt. In dieses Licht fällt, was ankommt. Wenn es sich verschließt, wird das Sehen aufgehoben." Über Galen hinaus kommt Avicenna auch zu einer detaillierteren Gliederung des Gehirns in Mark und Rinde. Den dritten Ventrikel sieht er als einen Verbindungsweg, nicht als eine besondere Kammer an.

Im übrigen bezieht Avicenna sich auf die Physiologie der Hirnkammern, wie sie aus alexandrinischen Quellen von Al-Fārābī tradiert worden war. Besonders plastisch formuliert er die Ventrikeltheorie in seinen philosophischen Abhandlungen mit dem Titel „Die Petschafte der Weisheitslehre", wo es heißt: „Hinter den äußeren Organen liegen Netze und Jagdseile für das, was die sinnliche Wahrnehmung an Formen ergab. Hierzu gehört eine besondere Kraft, welche die formgebende heißt; diese liegt wohlgeordnet im Vorderteil des Gehirns. Sie ist es, welche die Formen des Wahrgenommenen festhält, nachdem diese von den Berührungspunkten der Sinne oder ihren Treffpunkten geschwunden und somit die Wahrnehmung gewichen ist. Es bleibt in ihnen eine Kraft, welche Ahnung heißt (virtus phantastica). Diese ist es, welche von dem Wahrgenommenen das erfaßt, was nicht direkt wahrgenommen wird. Bildet sich z. B. im Wahrnehmungssinn eines Schafes die Form des Wolfes ab, so entsteht hier sofort das Bild seiner Feindschaft und Bosheit, obwohl die Wahrnehmungskraft selber dies nicht erfaßt. Ferner gibt es eine Kraft, welche die bewahrende heißt (virtus memorialis); sie ist die Schatzkammer für alles das, was die Phantasie erfaßte, ebenso wie die formbildende Kraft die Schatzkammer für das von den Sinnen Erfaßte ist. Schließlich gibt es noch eine Kraft, welche die nachdenkende heißt (virtus rationalis); diese beherrscht und reguliert das, was in der Schatzkammer der formbildenden und bewahrenden Kraft niedergelegt wurde. So mischt sich und trennt sich das eine mit und von dem anderen. Diese Kraft heißt aber die nachdenkende nur, wenn der Geist des Menschen (intellectus) sie anwendet; wendet dagegen die Phantasie sie an, so heißt sie die Einbildungskraft (imaginatio)." Diese Lehre von den Funktionen einer „camera phantastica, camera rationalis, camera memorialis" hat sich bis zu Leonardo da Vinci gehalten; sie wurde besonders reich in der Schule von Chartres ausgebildet, und auch hier ganz in der Überlieferung nach Avicenna.

25 Der Begriff der „neutralitas" geht auf Galen zurück, der zwischen die Grenzbereiche der „sanitas" und der „aegritudines" eine eigene Kategorie des „ne-utrum" gefordert hatte, die vor allem für den neuzeitlichen Ausbau der Hygiene und Diätetik von entscheidender Bedeutung werden sollte.

26 J. W. v. Goethe, Artemis-Ausgabe 23, 824 und 17, 640.

27 Canon Avicennae, Lib. III, Fen XX, Tract. I, cap.10.

28 Zur Sexuallehre Ibn Sīnās vgl. neben den Arbeiten von E. H. Hoops (1952–1963) die Übersetzungen von Eberhard Kirsch (1967) zu: Juvamenta des Coitus; Schädigungen durch den Coitus; Über das zeugende und nichtzeugende Sperma; Über die Minderung des Koitus; Über die Fülle der Begierden; Über die Menge des Überfließens von Sperma; Über die Menge der Erektionen ohne Begierde und über den Priapismus; Über den Hermaphroditen.

[29] „Das eine ist der Weg des Experimentes, das andere der Weg der vernünftigen Schlußfolgerung... Wir lernen, daß das Experiment zur Kenntnis der Medikamente nur sicher hinführt, wenn die jeweiligen Bedingungen beobachtet werden.“ Auch Averroës, mit seiner deutlichen Akzentverlagerung auf die „ars operatrix“, lenkt doch wieder auf das klassische Gleichgewicht ein, wenn er ausführt: Die medizinische Kunst habe eine spekulative (speculativum), eine theoretische (theoreticalis), von den Gesetzen des Verstandes (ratio) beherrschte und prägte ein pragmatische (practicale), die ganz der Erfahrung (experimentum) verpflichtet sei.

Daß diese beiden Modelle immer wieder ineinandergreifen müssen, hatte schon Isaac Iudaeus (gest. um 950) betont, wenn er in seinen 50 Aphorismen zur Einführung in die Medizin schreibt: „Wie es notwendig ist, alle Werke über praktische Medizin zu kennen, so ist es auch erforderlich, Kenntnis von dem zu haben, was sich auf die Prinzipien der Naturerkenntnis bezieht, von der die Medizin nur ein Zweig ist. Außerdem ist es wertvoll, Erfahrung zu haben in den Methoden des logischen Denkens, um mit vernünftigen Argumenten den Scharlatanen begegnen, sie einschüchtern und von ihnen Respekt fordern zu können.“

Auf diese innere ausgewogene Gleichgewichtigkeit hatte in seinem Werk mit dem arabischen Titel „Goldene Halsbänder“ (atwaq aḍ-ḍahab) der islamische Gelehrte Abū l'Qāsim Maḥmud b. 'Umar az-Zamaḫsari (gest. 1144) aufmerksam gemacht, wenn er im Vers 77 fordert: „Wissen ist für den Mann der Praxis, was das Senkblei für den Baumeister ist. / Und Praxis ist für den Gelehrten, was das Seil für den Wasserschöpfer. / Ohne Senkblei kann das Gebäude nicht genau sein. / Ohne Seil läßt sich der Durst nicht löschen. / Wer auf Vollkommenheit ausgeht, / Muß ein Mann der Wissenschaft und ein Mann der Praxis werden.“

Wissenschaftstheoretische Erfahrungen solcher Weite und dieser Dichte sind den abendländischen Gelehrten nie fremd gewesen, und sie wurden mit der Rezeption der arabischen Bildungsgüter nur geschliffener und potenzierter vorgetragen. Aber bereits Isidor von Sevilla ging in seinen „Etymologiae“ auf das Spannungsfeld von „ratio et experimentum“ ein, wenn er die Begründer der medizinischen Schulen vorstellt und hier Aesculap als den ersten Empiriker, Hippokrates als den ersten Logiker und Apollo als den ersten Methodiker nennt.

Aus dem Topos von „ ratio et experimentum“ schließt Ley (1970) 223, daß Avicenna „das Experiment als theoretische Kategorie“ in die Medizin eingeführt habe. – Vgl. hierzu H. Schipperges: Zum Topos von „ratio et experimentum“ in der älteren Wissenschaftsgeschichte. In: Fachprosa-Studien. Hrsg. G. Keil. Stuttgart 1982, S. 25–36.

[30] Zu Alexander von Humboldts Beurteilung der arabischen Wissenschaften vgl. H. Schipperges: Arabische Wissenschaft im Aspekt Alexander von Humboldts. Sudhoffs Arch. 43 (1959) 368–370.

[31] Vgl. hierzu den ausführlichen Passus bei Klein-Franke (1982) 96: „Die Wirkungskräfte der zusammengesetzten Heilmittel lassen sich nach Ibn Sīnā auf zwei Weisen erkennen, nämlich durch den Analogieschluß (qiyās) wie auch durch das Experiment (taǧriba). Damit hatte Ibn Sīnā die Gleichwertigkeit von Dogmatismus und Empirie ausdrücklich bekräftigt. Auch das Experiment führe zu einem sicheren Ergebnis (ṯiqa), falls man zuvor sieben Voraussetzungen beachte. Als *erste* Voraussetzung muß die Arznei frei von zusätzlich erworbenen Qualitäten sein, d. h. die Grundqualität darf nicht durch hinzutretende Wärme oder Kälte temperiert werden. Die Verbindung mit einer anderen Sub-

stanz verändert die Primärqualität der Arznei. Als Beispiel führt Ibn Sīnā das Wasser an, das von Natur aus kalt ist. Wenn Wasser jedoch erhitzt wird, wärmt es, solange es die Wärme behält. Umgekehrt wirkt Euphorbium kühlend, wenn es zuvor der Kälte ausgesetzt worden ist, obwohl es von Natur aus eine wärmende Primärqualität hat. Als *zweite* Voraussetzung ist es erforderlich, daß die Krankheit, für welche das Heilmittel experimentell ermittelt werden soll, einfach ist. Falls nämlich das Krankheitsbild auf mehrere intermittierende Krankheiten weist, bedarf es einer ebenso vielfältigen Behandlung. Als *dritte* Voraussetzung fordert Ibn Sīnā, das gleiche Heilmittel bei zwei konträren Krankheiten anzuwenden, wobei das zu erprobende Heilmittel in beiden Fällen Nutzen bringen muß. Ein solches Polychrest ist z. B. das bei den islamischen Ärzten und Pharmakologen oft genannte Scammonium, ein von verschiedenen Pflanzen gewonnenes Harz, das bei eine Kältekrankheit erwärmt, bei einer Hitzekrankheit, z. B. bei dem dreitägigen Wechselfieber, kühlt, indem es zur Entleerung der gelben Galle führt. Das Heilmittel soll, als *vierte* Voraussetzung, der Qualität der Krankheit im umgekehrten Maße entsprechen. Hier ist also die schon von Galen angewandte Heilmethode contraria contrariis erneut bekräftigt, doch sollen sich die gegensätzlichen Qualitäten im Gleichgewicht halten. Wenn nämlich der Hitzegrad einer Krankheit stärker als der Kältegrad des Antidotum ist, dann wird die Arznei erhitzt und wirkungslos. Durch behutsames Experimentieren wird das Gleichgewicht zwischen der Qualität der Krankheit und jener der Arznei ausgewogen. Nachdem nun in Hinblick auf die Krankheit das passende Heilmittel ausgesucht und verabreicht worden ist, muß man, als *fünfte* Voraussetzung, beobachten (rā'ā, observare), wie lange Zeit nach Verabreichung des Heilmittels vergeht, bis eine Wirkung desselben zu erkennen ist. Bei sofortiger Wirkung handelt es sich um ein Heilmittel, das aus eigenem Vermögen (bid̲-dāt, per se, kath'auto) wirkt. Wenn aber die Erstwirkung eines Heilmittels der Endwirkung desselben entgegengesetzt ist, oder aber wenn das Heilmittel keine sofortige, sondern eine retardierte Wirkung hat – was immer das Zeichen einer Komplikation ist –, dann ist die Wirkung des Heilmittels eine akzidentielle (bi-l-'araḍ, per accidens, kata symbebekos). Nach dem unter der ersten Voraussetzung bereits Gesagten kann die Erst- bzw. die Endwirkung in umgekehrter Reihenfolge verlaufen, d. h. daß die Erstwirkung per accidens und die Endwirkung die eigentliche und der Natur des Heilmittels entsprechende ist. Das ist der Fall, wenn eine Substanz eine ihr wesensfremde Qualität angenommen hat. Wasser, das erhitzt worden ist, wirkt erwärmend, solange es die Hitze behält, und zwar per accidens; erst nachdem es sich abgekühlt hat, wirkt es per se, d. h. kommt seine natürliche, nämlich kühlende Qualität zur Wirkung. Als *sechste* Voraussetzung erwähnt Ibn Sīnā die Notwendigkeit, nicht nur den Beginn, sondern auch die Dauer und die Häufigkeit der Arzneiwirkung zu beobachten. Ist die Wirkung nicht von Dauer, dann ist sie per accidens; denn das Gegenteil, die der Natur eines Heilmittels entsprechende Wirkung ist unmittelbar und nicht retardiert. Als *siebte* Voraussetzung bezeichnet Ibn Sīnā die Forderung, experimentelle Erfahrung nur an menschlichen Körpern zu sammeln. Versuche an Tierkörpern bzw. Rückschlüsse von dort auf den menschlichen Körper seien in zweifacher Hinsicht trügerisch. Erstens sei es möglich, daß ein Heilmittel, das für den Menschen heiß ist,für den Körper eines Tieres, z. B. des Löwen und des Pferdes, kalt ist. Zweitens sei es möglich, daß eine Primärqualität, die in der Natur vorkommt, auf zwei verschiedene Körper zwei verschiedene Wirkungen ausübt; so ist die Pflanze Aconit (bīš, Napella thora) für den Menschen giftig, für die Stare aber ungefährlich."

[32] Vgl. als Exempel die „Melisse“ im Canon, Liber II, cap. 95:

De Bederenzego, id est Melissa.
Bederenzegum quid est?
Natura:
Est calida et sicca in secundo.
Operationes et proprietates:
Confert omnibus aegritudinibus phlegmaticis et melancholicis.
Decoratio:
Efficit odorem oris bonum.
Vulnera et ulcera:
Confert scabiei melancholicae.
Membra capitis:
Confert oppilationibus cerebri, et removet foetorem oris.
Membra anhelitus et pectoris:
Laetificativa est, et confortativa cordis, et aufert tremorem cordis.
Membra nutrimenti:
Iuvat digestionem, et confert singultum.
Permutatio:
Loco eius ponitur in laetificantibus pondus ipsius de seta et duae tertiae ponderis de cortice citri.
Marginalie:
Bedarungive, seu badaringive, vel badarunbe. alio nomine trungiam, quod latine interpretatur melissa, et alio nomine ab arabicis dicitur trungiam, quod latine interpretatur naranzata.

Vgl. auch Ibn Baithar; Editio Stuttgart 1840, S. 109: „Die Melisse ist heiß-trocken im dritten Grade. Sie besitzt die bewunderungswürdige Eigenschaft, das Herz zu erheitern und zugleich zu stärken. Ihr Wohlgeruch, ihre verdünnende und eröffnende Kraft zusammen mit einem adstringierenden Effekt machen sie zu einer besonders wirksamen Pflanze. Damit ist sie für alle inneren Organe von Nutzen. Auch besitzt sie eine leicht abführende und reinigende Eigenschaft; denn sie entfernt vom Gehirn sowie vom Blut des Herzens die schwarzgalligen Dünste, die sie nicht von den Organen und dem ganzen Körper im gleichem Ausmaß reinigen kann.“

„Die Melisse nützt bei allen schleimigen und aus schwarzer Galle entstandenen Krankheiten. Gekaut macht sie den Atem wohlriechend und vertreibt die Dünste. Auch ist sie heilsam bei der aus der schwarzen Galle erzeugten Krätze sowie bei Verstopfungen des Gehirns. Sie fördert die Verdauung. Von Nutzen ist sie auch bei Übelkeiten und bei Ohnmachten.“

[33] Im einzelnen vgl. G. Keil im Artikel „Chirurgie“ des Artemis-Lexikons des Mittelalters, Bd. 2, Sp. 1845–1860, wo darauf hingewiesen wird, daß die Chirurgie „durch die Rezeption arabischen Fachschrifttums enscheidenden Auftrieb“ (Sp. 1847) erhielt, was dann an lateinischen und volkssprachlichen Texten im einzelnen belegt wird.

[34] Mariano Alcocer y Martinez: Historia de la universidad de Valladolid (1931) 456. – Vgl. auch H. Schipperges: Zur Typologie eines „Avicenna Hispanus“. Sudhoffs Arch. 57 (1973) 99–101, wo Ibn Sīnā als „ el Doctissimo Avicena“ in seiner breiten hispanischen Verwurzelung aufgezeigt wird, was so weit geht, daß Avicenna in einem Titelblatt (1527)

zwischen Jesus und Maria im Dienste der Allerheiligsten Dreifaltigkeit erscheint, wahrhaft ein „Avicenna Christianissimus“!

35 Zum Lehrgedicht Ibn Sīnās vgl. H. Schipperges: Das Lehrgedicht des Avicenna. Zschr. ärztl. Fortbildung 47 (1958) 674f. – S. auch „Praefatio“:

CANTICA AVICENNÆ
A MAGISTRO
ARMENGANDO BLASII DE MONTEPESULANO
EX ARABICO IN LATINUM TRANSLATA,
CUM CASTIGATIONIBUS CLARISSIMI PHILOSOPHI AC MEDICI
ANDREÆ BELLUNENSIS

Nous reproduisons ici, à d'infimes détails près, le texte de l'édition de 1556 chez HERVAGIUS à BALE.

PRAEFATIO AUTORIS

1[2] In nomine Dei misertoris misericordis

Dixit Dominus, Princeps (Medicorum,) celebris Philosophus, Excellentia regni, Pater Alis, Hussein, filius Abd-Allæ, filii Haseni, filii Alis, filii Sinae, cuius misereatur Deus.

Laus Deo excelso, forti, æterno et omnipraesenti, glorioso, potenti;
Qui creavit nos in optima constitutione, qui dirigit nos ad doctrinæ ordinationem:
Docuit nos ea quibus cognoscendis impares eramus: intelligere nos fecit ea, quæ intelligere non poteramus.
Laudandus pro amplitudine deliciarum, eoque omni quod nobis obtulit e copiosis rerum generibus.
Honorifice extollendo nos præstantes reddidit per rationem, evectos supra omnes creaturas

36 Charles Pellat: Arabische Geisteswelt. Ausgewählte und übersetzte Texte von Al-Ǧāḥiẓ (777–869). Zürich, Stuttgart 1967, S. 183, unter der Überschrift: "Ratschläge an die Schulmeister“.

37 Zum Topos der „sex res non naturales“ im arabischen und lateinischen Mittelalter vgl. W. Schmitt: Theorie der Gesundheit und „Regimen Sanitatis“ im Mittelalter. Habil.-Schrift (masch.-schriftl.). Heidelberg 1973. – Vgl. etwa das „Regimen Senum“ aus den „Cantica Avicennae“, Nr. 967:

967. *Regimen senum.*

99. Uires et uirtutes senum retrocedunt omni die, et etiam minuuntur.
100. Unde detur eis fortis cibus in parua quantitate sumptus qui scilicet non aggrauet membra ipsorum.
101. Et si euacuantur, nequaquam cholera educatur: sed potius dimittatur, cum sit in eorum corporibus medicina.
102. Nec prohibeatur eis totaliter phlebotomia, si iam usi fuerint ea: immo minuatur etiam in hoc casu sexagenarius, si corpulentus fuerit, et carnosus, bis in anno, nec abutatur hoc

in duobus anni temporibus: prohibeatur tamen ei omnino phlebotomia ex cephalica, et sic erit eius regimen bene ordinatum.

103-974. Cum etiam peruenerit ad septuagesimum annum, minuatur semel in anno: nec secundetur in eo, etiam in corpulentis nec etiam est ex tunc de mediana minuendus: et si fuerit corpus eius quasi plenum, unde cum processerit in ætate amplius quinque annis, minuatur bis de basilica in duobus annis.

104. Post hanc autem ætatem est eis omnino phlebotomia prohibenda. Nam obest multum senioribus et decrepitis, nec etiam sunt eorum apostemata repercutienda: nec est etiam attractio in apostematibus eorum fortificanda.

105. Sunt nihilominus mundificandi cum fricatione et sudore denturque eis olea partiendo, scilicet uices post uices, et mundificentur etiam cum cibis mollificantibus; destructio autem eorum cum medicinis, est omnino prohibenda.

[38] Vgl. Stefano Bianca: Architektonik und Lebensform im islamischen Stadtwesen. Zürich, München 1975. – Vgl. auch H. Schipperges: Städtebau und Lebensstil. Medizinische Theorien einer Städtegründung im islamischen Mittelalter. Arcus 5 (1984) 216–221, wo mit der Architektur der Landschaft die Kultur der Lebensmittel, der Arbeits- und Freizeiträume, der Badekultur und anderer Stätten humaner Begegnung in Verbindung gebracht werden.

Über die Bedeutung des Wassers gibt Avicenna eine Theorie seiner Einwirkung auf die Physiologie der Ernährung, den Flüssigkeitszustand der Gewebe und seinen Zusammenhang mit fiebrigen und anderen Erkrankungen. Er unterscheidet Quellwasser aus steinigem oder erdigem Boden, die Geschwindigkeit des Fließens, die Art und Weise, wie es Sonne und Wind ausgesetzt ist. Stagnierendes Wasser wird in der Qualität unterschieden nach seiner Berührung mit Luft und der Art des Bodens. Avicenna hält Wasser, das über Sand rinnt, für besser als solches, dessen Bett aus Steinen besteht, weil der Boden es durch Filtern von beigemischten Stoffen reinigt. Der sandige Boden darf allerdings nicht übelriechend, sumpfig, salpeterhaltig sein. Die Qualität der fließenden Wasser kann nach verschiedenen Gegenden unterschieden werden, da jede in einem bestimmten geographischen Bereich einer bestimmten chemischen Zusammensetzung entspricht. Avicenna nennt dreizehn verschiedene Krankheiten, die durch stagnierendes Wasser verursacht werden. Darunter befinden sich Affektionen des Magen- und Darmbereiches, Gehirnaffektionen, Fieberanfälle, Empfängnis- und Geburtsbeschwerden.

[39] Zur Diätetik im engeren Sinne vgl. H. Kindermann (1964) 40. – Zur Physiologie und Pathologie des Schlafes vgl. Hoops (1963).

[40] Ibn Sīnās Musiktheorie ist mehrfach dargestellt worden, am knappsten und gleichwohl umfassend von D. v. Huebner bei: Avicenna. IV. Musiktheoretisches Schrifttum. In: Artemis-Lexikon des Mittelalters I, 1300. – Zu „Somnus et vigilia“ vgl. Hoops (1963) 70: „Der normale Schlaf wird mit dem Absinken des animalischen und psychischen Pneumas in das Innere aus den Organen der Empfindung und Bewegung erklärt. Der pathologisch tiefe Schlaf wird durch eine übermäßige Auflösung des Pneumas ausgelöst, verursacht durch schwere Anstrengung, Abkühlung oder Medikamente kalter Primärqualität, durch Verdauungsstörungen, bei Fieberzuständen mit Vorwiegen der phlegmatischen Qualität, durch Würmer, Schädeltraumen, Magenaffektionen sowie durch Hysterie.“

[41] Wasser- und Klimatherapie wird auch bei Avicenna zur Heilung vorgeschlagen. Die Krankenhäuser zur Zeit der Abbassiden und ihrer Nachfolger wurden zum Teil mit fließendem Wasser in breiten Rinnen zwischen den einzelnen Lagerstätten versehen. Bäder in jeder Form galten als Heilmittel. Zur Anwendung heißer Bäder bei hohem Fieber wird im „Canon" die Dauer des Bades, die Nachbehandlung des Patienten, die Luft im Baderaum, die Wirkung der verschiedenen Faktoren auf die Hautporen, die anschließende Ruhezeit und die zu verabreichende Nahrung berücksichtigt. Mineralbäder werden je nach den jeweiligen chemischen Substanzen gegen einzelne Krankheiten empfohlen. Sonnenbad, Sandbad und Bäder in warmem ÖL sind ebenso wie verschiedene Formen von Güssen und Duschen von Avicenna empfohlen worden.

[42] Vgl. hierzu Nabielek (1976), der Avicennas Haltung zum Geschlechtsleben als „sexualbejahend" ansieht und damit auch als einen „gesundheitserzieherischen Beitrag". Seine detaillierten Hinweise trügen „dem großen Bedürfnis der arabischen Gesellschaft nach sexuellem Wissen" Rechnung und seine Empfehlungen zum „Aphrodisiakum in Buchform" hätten insbesondere der im Islam sehr verbreiteten erotischen Literatur eine weiter Legitimation verschafft.

[43] Zu Albertus Magnus vgl. H. Schipperges: Eine „summa medicinae" bei Albertus Magnus. Jahres- und Tagungsblätter der Görres-Gesellschaft 1980 (1981) 5–24.

[44] Zum "mas occasionatus" s. auch H. Schipperges in: Wesen und Sinn der Geschlechtlichkeit. Hrsg. N. Luyten. Freiburg 1985, S. 188.

[45] Zu den Regelkreisen gesunder Lebensführung vgl. H. Schipperges: Grundmuster und Richtlinien arabischer Diätetik. In: Perspektiven der Pharmaziegeschichte. Hrsg. P. Dilg. Graz 1983, S. 295–309.

[46] Canon Avicennae, unter dem Kapitel „Über die Ursache der Gesundheit und Krankheit und die Notwendigkeit des Todes". Bei allen Ansätzen zu einer empirischen Pathologie erscheint der arabischen Mentalität gleichwohl die Systematisierung der Leiden zu schwierig. Wir haben weder, schreibt Ibn Ḥazm, eine zureichende Kenntnis der Temperamente noch gar der Krankheiten in ihren Ursachen und Erscheinungen. „Und genauso verhält es sich bei der Therapie mit Hilfe von Medikamenten ('aqāqir), die in ihrer Gesamtheit niemals hätten ausprobiert werden können. Denn wie hätte jedes Medikament an jeder Krankheit versucht werden können, wo ein solches Vorgehen doch Zehntausende von Jahren erfordert hätte und die Untersuchung jedes einzelnen Kranken auf der Welt notwendig machen würde?"

[47] J. W. v. Goethe: Diderots Versuch über die Malerei. In: Schriften zur Kunst. Artemis-Ausgabe Bd. 13, S. 210.

[48] Kurt Flasch: Das philosophische Denken im Mittelalter. Stuttgart 1986, S. 280.

[49] Zur „universitas" vgl. H. Schipperges: „Magister et discipulus" als ein konstituierendes Element der mittelalterlichen Universität. In: Reflexionen über die Tradierung von Werten. Hrsg. O. Westphal. Freiburg (1982) 13–45.

[50] Duns Scotus: Ordinatio, lib. I. Übers. H. L. Fäh, in: Franziskanische Studien 43 (1961); 47 (1965). – Vgl. hierzu Michael Schmaus: Die Metaphysik in der Theologie des Johannes Duns Scotus. In: Miscellanea Mediaevalia. Hrsg. P. Wilpert, Bd. 2 (1963) 30–49.

Literatur

Afnan, Soheil M.: Avicenna: His life and works. London 1958.
–: El pensamiento de Avicena. Madrid 1965.
Ali, S. A.: Problems in Translation al-Qānūn fī'l ṭibb. Stud. Hist. Med. 5 (1981) 310–317.
Alonso Alonso, Manuel S. J.: Homenaje a Avicena en su milenario. Las traducciones de Juan González de Burgos y Salomon. Al-Andalus 14 (1949) 291–319.
Alpago, Andrea: Compendium de Anima. Venetiis 1546.
Alverny, Marie-Thérèse d': Les traductions d'Avicenne (Moyen Âge et Renaissance). Probl. Attuali Sci. Cult. Quad. 40 (1957) 71–87.
–: Avicennisme en Italie. In: Oriente e Occidente nel Medioevo: Filosofia e scienze. Accademia Nazionale dei Lincei, Rom (1971) p. 117–144.
–: Les traductions d'Avicenne: Quelques résultats d'une enquête. In: Actes Ve Congrès International d'Arabisants et d'Islamisants, Bruxelles 1970. Centre pour l'Étude des Problèmes du Monde Musulman Contemporain, Bruxelles (1971) 151–158.
–: Avicenna latinus. Archives d'histoire doctrinale et littéraire du Moyen Âge 28 (1961) 281–316.
Anawati, Georges C.: Essai de bibliographie avicennienne (Mu'allafāt Ibn Sīnā). Le Caire 1950.
–: Chronique avicennienne 1951–1960. Rev. Thomiste 68 (1960) 614–634.
–: Avicenne et l'alchimie. In: Oriente e Occidente nel Medioevo: Filosofia e scienze. Accademia Nazionale dei Lincei, Rom (1971) p. 285–343.
–: La métaphysique du Shifā'. Livres I à V. Paris 1978.
Anawati, Georges C. et A. Z. Iskandar: Abu Ali al-Husayn ibn Abd-allah ibn Sina (Avicenna). In: Dictionary of scientific biography 15, Suppl. 1 (1978) 494–501.
Arberry, Arthur J.: Avicenna on Theology. The Wisdom of the East Series. London 1951.
–: Aspects of Islamic Civilization. London 1964.
Arculanus, Johannes: Commentarii ad Almansorem, excerpta de balneis et ex eodem in Avicenna. In: Collectio de balneis. Venedig 1553.
Averroes: Ex Averroae in Canticam Avicennae excerpta de balneis et ex eius Colliget. In: Collectio de balneis. Venedig 1553.
Avicenna Commemoration Volume. (Ed. Iran Society). Calcutta 1956.
Avicenna: Le Livre des Théorèmes et des Avertissements. Publié d'après des Mss. de Berlin, de Leyde et d'Oxford et trad. par J. Forget. I^{e} Partie. Texte Arabe. Leyde 1892.
–: Liber canonis de medicinis cordialibus et Cantica. Ab Andrea Alpago Bellunensi... restituti. Venetiis 1527.
–: Liber canonis de medicinis cordialibus et Cantica. Ex Arabico sermone in Latinum a Gerardo Cremonensi. Acc. Libellus de removendis nocumentis. Tractatus de syrupo acetoso. Basel 1556.
–: Excerpta quae aquas et balnea pertinent. In: Collectio de balneis. Venedig 1553.
–: Von den Primitiv-Nerven, arabisch u. deutsch (Canon I, 1, 3). Mit Anm. von Kurt Sprengel. In: Beiträge zur Geschichte der Medizin. Bd. 1, Stück 3. Halle 1796.
–: Canon, Buch I. De la nature des parties du corps et des parties qui les composent. In: Koning, P. de: Trois traités d'anatomie arabes. Leiden 1903.
–: Die Augenheilkunde des Ibn Sīnā (Canon, aus Buch 3, deutsch). Übers. und erl. v. J. Hirschberg und J. Lippert. Leipzig 1902.

Avicenna: Canon, aus Buch 3 (Augenheilkunde) deutsch. In: Bernikow, Theodor: Die Augenheilkunde des Avicenna. 3. Tl. Diss. Berlin 1900.
–: Canon, aus Buch 3 (Augenheilkunde) deutsch. In: Cueva, Juan: Die Augenheilkunde des Avicenna. Berlin 1899.
–: Canon, aus Buch 3 (Augenheilkunde) deutsch. In Michailowski, Elias: Die Augenheilkunde des Avicenna. Berlin 1900.
–: Canon, aus Buch 3 (Augenheilkunde) deutsch. In: Uspensky, Paul: Die Augenheilkunde des Avicenna. Med. Diss. Berlin 1900.
–: Canon, aus Buch 4 (De febribus) lat. In: Collectio scriptorum de febribus. 1587.
–: Canon, aus Buch 4 (Fragmenta de variolis) lat. In: Gruner, Christian Gottfried: De variolis fragmenta... 1786.
–: Canon, aus Buch 5, deutsch. Zusammengesetzte Heilmittel der Araber, übers. v. Sontheimer. Freiburg i. Br. 1845.
–: Metaphysik. Deutsch. Enthält die Metaphysik, Theologie, Kosmologie u. Ethik, Übers. u. erl. v. M. Horten. Halle 1907.
–: L'allégorie mystique Hây ben Yaqzan. Trad. et. comm. par A. F. Mehren. Louvain 1886.
–: al-Khaṭāba. [La logique. VIII-Rhétorique.] Préface et revision par le Dr. Ibrahim Madkour. Texte établi par le Dr. Mohamed Selim Salem... à l'occasion du Millénaire d'Avicenna. Le Caire 1954.
–: Le livre de science. I (Logique, métaphysique) traduit par Mohammad Achena et Henri Massé (Traductions de textes persans publiées sous le patronage de l'Association Guillaume Budé). Paris 1955.
–: Le Récit de Hayy ibn Yaqzān commenté par des textes d'Avicenne. Avant-propos, traductions, explications et notes, par A. M. Goichon. Paris 1959.
–: Psychologie d'Ibn Sīnā (Avicenne) d'après son œuvre Aš-Šifa. 2 vols. 1. Texte arabe, édité par Ján Bakoš. 2. Texte arabe édité et traduit en français par Ján Bakoš (Travaux de l'Académie Tchécoslovaque des Sciences, Section de Linguistique et de Littérature). Prague 1956.
–: Un traité sur la musique. Extrait du „Kitābu'š-šifā", section des sciences mathématiques, chapitre douzième. In: La musique arabe. Ed. Erlanger, Rodolphe von. Vol. 2, p. 105–257. Paris 1935.
–: Introduction à Avicenne. Son épitre des définitions, traduction avec notes par Amélie Marie Goichon. Préface de Miguel Asín Palacios. Paris 1933.
–: Poème de la médecine. Al-Ḥusayn ibn 'Abd Allāh ibn Sīnā, Urǧūza fī't-ṭibb (Cantica Avicennae). Texte arabe, traduction française, traduction latine du XIIIe siècle, avec introduction, notes et index. Établi et présenté par Henri Jahier et par Abdelkader Noureddine. (Collection Arabe) Paris 1956.
–: Poem on medicine. Transl. by Haven C. Krueger; foreword by Ralph H. Major. Springfield, Ill.: Charles C. Thomas, 1962.
–: Urǧuza „Cantica" d'Avicenne. Traduit par Henri Jahier et A. Noureddine. Hist. Méd. 2 (1952) 61–71.
–: A treatise on the Canon of medicine of Avicenna, incorporating a translation of the first book by O. Cameron Gruner. London 1930.
–: Das Lehrgedicht über die Heilkunde (Canticum de medicina). Aus dem Arabischen übersetzt von Karl Opitz. Quellen Stud. Gesch. Naturwiss. Med. 7 (1939) 151–220.

Avicenna: Avicenna Latinus. Liber de anima, seu Sextus de naturalibus, I–V. Édition critique de la traduction latine médiévale, par S. van Riet. Introd. sur la doctrine psychologique d'Avicenne par G. Verbeke. 2 vols. Leiden 1968–1972.

–: Avicenne perhypatetici philosophi ac medicorum facile primi opera in lucem redacta ac nuper quantum ars niti potuit per canonicos emendata. Ex translatione Dominici Gundisalvi. Venedig 1508. Unveränd. Nachdr. Frankfurt 1961.

–: Liber canonis. Translatus a Gerardo Cremonensi ab Arabico in Latinum. Venedig 1507. Reprograf. Nachdr. Hildesheim 1964.

Avicenna. Abu Ali Hussdin Ibn Abdullah Ibn Sīnā. 980–1037. Zur 1000. Wiederkehr d. Tages seiner Geburt nach mohammedan. Zeitrechnung. Verantw. f. Gestaltung u. Zsstellung: Eva-Elsabeth Weller. Berlin: Zentralvorstand d. Ges. d. Dt.-Sowjet. Freundschaft in Zusammenarbeit mit d. Dt. Friedenskomitee. Berlin 1980.

Avicenna: Thousandth anniversary. Arcticles by Iago Galdston, George Sarton, Ali Gholi Ardalan, Arthur Upham Pope. Bull. N. Y. Acad. Med. 31 (1955) 300–334.

Badawi, 'Abdurraḥmân: Avicennae Fontes Sapientiae. Mémorial Avicenne-V. Caire 1954.

Bakoš, Ján: Psychologie d'Ibn Sīnā (Avicenne) d'après son œuvre Aš-šifā'. Texte arabe et traduction. Vol I, II. Prag 1956.

Barani, S. H.: Ibn Sīnā and Alberuni. A study in similarities and contrasts. Avicenna Commemoration Volume, p. 3–14, Calcutta 1956.

Bédoret, H., S. J.: Les premières versions tolédanes de philosophie, œuvres d'Avicenne. Rev. Néo-Scolastique, 2nd ser., 41 (1938) 374–400.

Belloni, Luigi: Les schémas anatomiques (série des cinq systèmes et l'œil) du Cod. Trivultianus 836 (XIVe siècle). Arch. Int. Hist. Sci. 33 (1954) 282–297.

Ben Yahia, B.: Avicenne médecin. Sa vie, son œuvre. Rev. Hist. Sci. 5 (1952) 350–358.

Benzi, Ugono: Ex consiliis, excerpta de balneis et in Avicennam. In: Collectio de balneis. Venedig 1553.

Bernikow, Theodor: Die Augenheilkunde des Avicenna. Nach dem Liber Canonis zum erstenmal ins Deutsche übertragen (III. Teil). Med. Diss. Berlin 1900.

Birkenmajer, Alexander: Avicennas Vorrede zum „Liber Sufficientiae“ und Roger Bacon. Rev. Néo-Scolastique de Philosophie 36 (1934) 308–320.

Bloch, Ernst: Avicenna und die Aristotelische Linke. Heute und Morgen, Jg. 1952, S. 674–681, 781–794, 905–920. – Sinn und Form, Beiträge zur Literatur, Jg. 4 (1952) Heft 3, S. 8–59.

–: Avicenna und die Aristotelische Linke. Berlin 1963.

Browne, Edward G.: A Literary History of Persia. 4 vols. Cambridge 1902–1924; Rpt. Cambridge 1956.

Bürgel, Christoph: Die Bildung des Arztes. Eine arabische Schrift zum „ärztlichen Leben“ aus dem 9. Jahrhundert. Sudhoffs Arch. 50 (1966) 337–360.

Bürgel, Christoph: Die wissenschaftliche Medizin im Kräftefeld der islamischen Kultur. Bustan 8 (1967) 9–19.

Burney, Syed Hasan: A critical survey of the anecdotes relating to Ibn Sīnā in the "Chahar Maqalah". Indo-Iranica 9 (1956) 32–44.

Buschmann, Elisabeth: Untersuchungen zum Problem der Materie bei Avicenna. Frankfurt, Bern, Las Vegas 1979.

Calder, Ritchie: Medizinmänner, Männer und Medizin. Kunst und Wissenschaft des Heilens. Hamburg 1960.

Campbell, Donald: Arabian Medicine and its Influence on the Middle Ages. Vol I., II. London 1926.
Corbin, Henry: Avicenne et le récit visionnaire. 2 Vol. 1. Étude sur le cycle des récits avicenniens. 2. Le récit de Hayy ibn Yaqzan. [Arabic Text, Persian version and commentary attributed to Juzjani, French translation, notes and glosses, (in French), (in Arabic and Persian)] (Bibliothèque Iranienne, 4, 5) Téhéran, Paris 1954.
Creutz, R.: Der persische Arztphilosoph Avicenna (980–1037) über Kunsthilfe bei Geburten und Fehlgeburten. Medizinische Welt 12 (1938) 1582–1585.
Cruz Hernández, Miguel: Algunos aspectos de la existencia de Dios en la filosofia de Avicena. Al-Andalus 12 (1947) 97–122.
–: La distinción aviceniana de la esencia y la existencia y su interpretación en la filosofía occidental. In: Homenaje a Millás-Vallicrosa. Barcelona 1954, p. 351–374.
Cueva, Juan: Die Augenheilkunde des Avicenna. Nach der lateinischen Übersetzung des Kanon, Venedig, 1564 (Buch III, Fen 3), zum erstenmal ins Deutsche übertragen. Med. Diss. Berlin 1899.
De Boer, T. J.: Geschichte der Philosophie im Islam. Stuttgart 1901.
Dulière, W. L.: Avicenne, l'homme et sa signification dans la médecine européenne. Flambeau 34 (1951) 484–506.
Dumaitre, Paule: Avicenne et ses œuvres à la Bibliothèque de la Faculté de Médecine de Paris. Hist. Med. 1,5 (1951) 36–41.
Durrany, K. S.: Ibn Sīnā's Concept of Man. Stud. Hist. Med. 6 (1982) 161–194.
Eckleben, Willi: Die abendländischen Avicenna-Kommentare. Med. Diss. Leipzig 1921.
Eddé, Joseph: Avicenne et la médecine arabe. Paris 1889.
Eltorai, I.: Avicenna's view on cancer from his Canon. Am. J. Chin. Med. 7 (1979) 276–284.
Emrich, Duncan B. Macdonald: The Avicenna legend. Moslem World 32 (1942) 298–323.
Ethé, H.: Avicenna als Lyriker. Nachrichten d. K. Ges. d. Wiss., Göttingen (1875) 555–567.
Fackenheim, Emil L.: Ibn Sīnā: the man and his work. Middle East. Aff. 3 (1952) 265–271.
al-Fārābī, Abū Naṣr Muḥammad ibn Muḥammad ibn Ṭarkhān: „Fī aghrāḍ kitāb 'Mā ba'da al-ṭabi'a'." Alfarabi's philosophische Abhandlungen. Ed. Friedrich H. Dieterici. Leiden 1890.
Flasch, Kurt: Das philosophische Denken im Mittelalter. Von Augustin zu Machiavelli. Stuttgart 1986.
–: Einführung in die Philosophie des Mittelalters. Darmstadt 1987.
Gabrieli, Giuseppe: Avicenna. Arch. Stor. Sci. 4 (1923) 258–270.
Gätje, Helmut: Avicenna als Seelenarzt. In: Avicenna Commemoration Volume, Calcutta 1956, p. 225–228.
–: Zur Lehre von den Vorausetzungsschlüssen bei Avicenna. Z. Gesch. arab.-islam. Wiss. 2 (1985) 140–204.
Gardet, Louis: La connaissance mystique chez Ibn Sīnā et ses présupposés philosophiques. Mémorial Avicenne-II. Caire 1952.
–: L'humanisme Gréco-Arabe: Avicenne. Cah. Hist. Mond. 2 (1955) 812–834.
Gilson, Étienne: Avicenne en Occident au Moyen Âge. Arch. Hist. Doct. Litt. Moyen Âge 44 (1969) 89–121.

Gökay, Fahreddin Kerin: Betrachtungen zum „Kanun“ des Ibn Sīnā. In: Festschr. zum 80. Geburtstag Max Neuburgers. Wien 1948, Band II, S. 195ff.
Gohlmann, William E.: The Life of Ibn Sīnā. A Critical Edition and Annotated Translation. New York 1974.
Goichon, Amélie-Marie: Introduction à Avicenne. Paris 1933.
–: Lexique de la langue philosophique d'Ibn Sīnā. Paris 1938.
–: La personnalité d'Avicenne. Hist. Med. 1 (1951) 43–46.
–: La philosophie d'Avicenne et son influence en Europe médiévale. 2. ed. Paris 1951.
– (Übers.): Ibn Sīnā, Livre des directives et remarques. Beyrouth, Paris 1951.
–: The philosophy of Avicenna and its influence on medieval Europe. Trans. from the French with notes, annotations, and a pref. by M. S. Khan. Delhi 1969.
–: Ibn Sīnā. In: The Encyclopaedia of Islam, Vol. III (1971) 941–947.
Gomen, Victor: Ibn Sīnā. Braila 1937.
Grunebaum, G. E. von: Avicennas Risāla fī 'l-'išq und höfische Liebe. In: Kritik und Dichtkunst. Wiesbaden 1955, S. 70 ff.
–: Der Islam im Mittelalter. Zürich, Stuttgart 1963.
Gruner, O. Cameron: The interpretation of Avicenna. Ann. Med. Hist. 3 (1921) 354–360.
–: A treatise on the canon of medicine of Avicenna, incorporating a translation of the first book. London 1930.
Günaltay, S. und Süheyl Ünver: Le neuvième centenaire d'Ibn Sīnā. Isis 28 (1938) 94.
Gulisachwili, B. S.: Ibn Sīnā und die reine Stimmung. Beitr. zur Musikwiss. 9 (1967) 272–283.
Hahn, André: Apropos du millénaire d'Avicenne. Quelques mots sur la médecine arabe. Hist. Méd. 1 (1951) 32–34.
Hameed, Hakim Abdul: Gerard's Latin translation of Ibn Sīnā's „Al-Qānūn“. Stud. Islam 8 (1–4) (1971) 1–7.
Hameed, Hakim Abdul and Hakim Abdul Bari: Impact of Ibn Sīnā's Medical Works in India. Studies in History of Medicine 8 (1984) 1–12.
Haneberg, B.: Zur Erkenntnislehre von Ibn Sīnā und Albertus Magnus. Abh. d. K. Bayr. Akad., Bd. XI, (1867) S. 191–269.
Haschmi, Mohamed Yahia: Die Bewegungstheorie Avicennas. Sudhoffs Arch. 40 (1956) 115–118.
–: Die geologischen und mineralogischen Kenntnisse bei Ibn Sīnā. Z. Dt. Morgenländ. Ges. 116 (1966) 44–59.
Hau, Friedrun R.: Rhazes und Avicenna. Arztphilosophen des islamischen Mittelalters. Dtsch. Ärzteblatt 77 (1980) 2644–2646; 2699–2701.
–: Die Bildung des Arztes im islamischen Mittelalter. Clio Medica 13 (1978) 95–124; 14 (1979) 7–33.
al-Hifni, Mahmud Ahmad: Ibn Sīnās Musiklehre hauptsächlich an seinem „Najāt“ erläutert. Nebst Übersetzung und Herausgabe des Musikabschnittes des "Najāt“. Phil. Diss. Berlin 1931.
Hirschberg, Julius und J. Lippert (Hrsg.): Die Augenheilkunde des Ibn Sīnā. Leipzig 1902.
Hoops, Erwin Hans: Über die Sexualbiologie und -pathologie des Mannes. Eine medizinhistorische Studie über den arabischen Arzt Avicenna. Der Hautarzt 3 (1952) 420–423.

Hoops, Erwin Hans: Die Therapie von Störungen und Krankheiten in der Genitalsphäre des Mannes. Eine medizinhistorische Studie über den arabischen Arzt Avicenna. Der Hautarzt 4 (1953) 225–227.
–: Über den normalen und pathologischen Schlaf im Canon medicinae des Avicenna. Med. Diss. Heidelberg 1963.
Horten, Max: Das Buch der Genesung der Seele. Eine philosophische Enzyklopädie Avicennas. (1907). Nachdruck Frankfurt 1960.
–: Die philosophischen Systeme der spekulativen Theologen im Islam. Bonn 1972.
–: Avicennas Lehre vom Regenbogen nach seinem Werk al-Schifā', mit Bem. v. E. Wiedemann. Meteorol. Ztschr. (1913) 533–544.
Howell, T. H.: Avicenna and the care of the aged. Gerontologist 12 (1912) 424–426.
Ibn Abī Uṣaybi'a, Abū al-'Abbās Aḥmad ibn al-Qāsim: 'Uyūn al-anbā'fī ṭabaqāt al-aṭibbā'. Ed. August Müller. 3 Bde. Königsberg, Kairo 1882–1884.
Ibn Sīnā, Abū 'Alī al-Ḥusayn ibn 'Abd Allāh: Kitāb al-majmū. Hrsg. Muhammad S. Sālim. Kairo 1969.
–: Al-qānūn fī'ṭ-ṭibb. Būlāq 1294/1877.
–: Kutūb al-qānūn fī'ṭ-ṭibb. Romae 1593.
Jackson, A. V. Williams: Das Grabmal des Avicenna. Aus: Jackson, Persia past and present. 1906.
Jacobus de Partibus: In Avicennam, excerpta de balneis. In: Collectio de balneis. Venedig 1553.
Jandali, Farhan: Zur Anatomie und Physiologie der weiblichen Genitalien nach den einschlägigen Kapiteln des Canon von Avicenna. Med. Diss. Berlin 1935.
al-Juzjani, 'Abd al-Wāhid: Eine arabische Biographie Avicennas. Ins Deutsche übersetzt von Paul Kraus. Klin. Wschr. 11 (1932) 1880–1884.
Kahle, Erhart: Avicenna (Ibn Sīnā) über Kinderkrankheiten im Kinderregimen seines Qanun. Erlangen 1979.
–: Das Ammenregimen des Avicenna (Ibn Sīnā) in seinem Qanun. Erlangen 1980.
Kaur, Madanjit: Avicenna: his life, works and impact. Stud. Hist. Med. 7 (1983) 216–235.
Keil, Gundolf: Bruchstück einer bisher unbekannten Avicenna-Handschrift des 13. Jahrhunderts. In: G. Rath und H. Schipperges (Hrsg.): Medizingeschichte im Spektrum. Wiesbaden 1966, S. 82–92.
Kindermann, Hans: Über die guten Sitten beim Essen und Trinken. Leiden 1964.
Kirsch, Eberhard: Die Sexualbiologie bei Avicenna. Med. Diss. München 1964.
–: Avicennas Lehre von den Sexualleiden. In: Melemata. Festschr. W. Leibbrand. Hrsg. Joseph Schumacher. Mannheim 1967, S. 49–56.
Klein, Sigismund: De Avicenna medico. Breslau 1845.
Kleine, Wilhelm: Die Substanzlehre Avicennas bei Thomas von Aquin auf Grund der ihm zugänglichen lateinischen Übersetzungen. Freiburg i. Br. 1933.
Klein-Franke, Felix: Vorlesungen über die Medizin im Islam. Sudhoffs Archiv, Beiheft 23. Wiesbaden 1982.
Kohler, Josef: Avicennas Rechtsphilosophie. Archiv f. Rechts- u. Wirtschaftsphil. 2 (1909) 465–470.
Koning, P. de: Trois traités d'anatomie arabes. Leiden 1903.
Kraus, Paul: Eine arabische Biographie Avicennas. Klin. Wschr. 11 (1932) 1880–1884.

Landauer, S.: Die Psychologie des Ibn Sīnā. ZDMG 29 (1875) 335–418.
Leibowitz, Joshua O.: Electroshock therapy in Ibn Sīnā's "Canon". J. Hist. Med. 12 (1957) 71–72.
Levy, Reuben: Avicenna – his life and times. Med. Hist. 1 (1957) 249–261.
Ley, Hermann: Studie zur Geschichte des Materialismus im Mittelalter. Berlin 1957.
–: Geschichte der Aufklärung und des Atheismus. Bd. 2. Berlin 1970.
Lokotsch, Karl: Avicenna als Mathematiker, besonders die planimetrischen Bücher seiner Euklidübersetzung. Erfurt 1912.
Massignon, M. L.: La philosophie orientale d'Ibn Sīnā et son alphabet philosophique. Mémorial Avicenne-IV. Caire 1954.
Mehren, A. F.: Avicenna's Forhold til Islam og hans Anskuelser om Sjaelens theoretiske og praktiske Udvikling i Verden. Kopenhagen 1883.
–: Les rapports de la philosophie d'Avicenne avec l'Islam. Louvain 1883.
–: Om Onprindelsen til det i den orientalske Filosofi oftere forekommende Navn. Hay ben Yaqzân. Kopenhagen 1886.
Meyerhof, Max u. D. Joannides: La gynécologie et l'obstétrique chez Avicenne (ibn Sīnā) et leurs rapports avec celles des Grecs. (Hôpital Papayoannou, Section d'obstétrique). Le Caire 1938.
Michailowsky, Elias: Die Augenheilkunde des Avicenna. Berlin 1900 (Enthält die Übersetzung von Avicenna Canon Medicinae, Buch 3, Traktat 4). Med. Diss. Berlin 1900.
Morewedge, Parviz: The logic of emanationism and Ṣūfism in the philosophy of Ibn Sīnā (Avicenna). J. Am. Orient. Soc. 91 (1971) 467–476; 92 (1972) 1–18.
–: The Metaphysica of Avicenna (Ibn Sīnā): A critical translation-commentary and analysis of the fundamental arguments in Avicenna's Metaphysica in the Dānish nāma-i 'Ala'i (The book of scientific knowledge). (UNESCO collection of representative works: Persian heritage series, 13). New York 1973.
Mūsā, Moḥammad Yūsuf: La sociologie et la politique dans la philosophie d'Avicenne. Caire 1952.
Nabielek, Rainer: Sexualerziehung im Werk des Avicenna. Ein Beitrag zur arabisch-islamischen Sexualgeschichte. NTM 13 (1976) 82–87.
Nafīsī, Sa'id: Sar-gudhasht-i Ibn-i Sīnā. Teheran 1331/1952.
Naṣr, Seyyed Hossein: Three Muslim Sages. Cambridge, Mass. 1964.
–: Introduction to Islamic Cosmological Doctrines. Cambridge, Mass. 1964.
O'Leary, De Lacy: How Greek Science Passed to the Arabs. London 1949.
Opitz, Karl: Avicenna, Das Lehrgedicht über die Heilkunde (Canticum de Medicina). Aus dem Arabischen übersetzt. In: Quellen und Studien zur Geschichte der Naturwissenschaften und der Medizin 7 (1940) 304–374.
Pellat, Charles: Arabische Geisteswelt. Ausgewählte und übersetzte Texte von Al-Ǧāḥiẓ (777–869). Zürich, Stuttgart 1967.
Peters, Francis E.: Aristotle and the Arabs. New York University Studies in Near Eastern Civilization, No. 1, New York 1968.
Pickenhain, Lothar: Avicenna. Zu seinem 1000. Geburtstag. Urania, Monatsschrift über Natur und Gesellschaft, Jena 15 (1952) H. 8, 281–287.
Pinczower, Ephraim: Über den „Kanon“ des Ibn Sīnā. In: Festschr. zum 70. Geburtstag von Moritz Schaefer. Berlin 1927, S. 159–172.

Pines, Salomon: Ibn Sīnā et l'auteur de la „Risalat al-fusus fi'l-hikma"; quelques données du problème. Rev. Étud. Islam. (1951) 121–124.

Proskauer, Curt: Six illustrations to stomatological texts in an Avicenna manuscript of the XIV century. In: Victor Robinson Memorial Volume. New York 1948, p. 313–324.

al-Qifṭī, Abū al-Ḥasan 'Alī ibn Yūsuf: Ta'rīḫ al-ḥukamā'. Ed. Julius Lippert. Leipzig 1903.

Rasheed Uddin Ahmad: Critical appreciation of Avicenna's theories and terminology of drugs for general and cardiac ailments in Kitab-Ul-Adviyah-Qalbiyah. Bull. Indian Inst. Hist. Med. Hyderabad 7, 3–4 (1977) 138–143.

Rath, Gernot: Die Anatomie des Avicenna und die Nomina anatomica der Canonübersetzung des Gerhard von Cremona. Med. Diss. (masch.-schr.) Bonn 1948.

–: Eigenes und Übernommenes in Avicennas Anatomie. Ärztliche Forschung 3 (1949) 1–6.

Regel, C. von: Avicenna-Feier in Bagdad. Naturwissenschaftliche Rundschau 6 (1952) Nr. 6, 254.

Rempis, Christian Herrnhold: Avicenna als Vorläufer Omar Chajjams. In: Orientalische Studien, Enno Littmann zu seinem 60. Gebutstag. Leiden 1935, S. 149–156.

Renaud, H. P. J.: Trois études d'histoire de la médecine arabe en occident. 3. Une suite à l'„Urjuza" d'Avicenne sur la médecine. Hespéris (1931) 204–228.

Rescher, Nicholas: Avicenna on the logic of questions. Arch. Gesch. Phil. 49 (1967) 1–6.

Riaz Ali Perwaz, Syed: Ibn Sīnā's Medical Works. Stud. Hist. Med. 5 (1981) 278–296.

Riet, Simone van: La traduction latine du „De anima" d'Avicenne. Préliminaires à une édition critique. Rev. Phil. Louvain 61 (1963) 583–626.

–(Ed.): Avicenna Latinus. Liber de anima seu sextus de naturalibus. Edition critique de la traduction latine médiévale. 2 vols. Louvain 1968–1972.

Ritter, Helmut: Risālat Ibn Sīnā fi 'l-arzāq. Mağallat al-Mağna 'Ilmi al-al 'Arabī 25 (1950) 199–209.

Ruska, Julius: Über die dem Avicenna zugeschriebenen alchemistischen Abhandlungen. Forschungen u. Fortschritte 10, Nr. 23/24 (1934) 293.

–: Die Alchemie des Avicenna. Isis 21 (1934) 14–51.

–: Avicennas Verhältnis zur Alchemie. Fortschritte der Medizin 52 (1935) 499–510.

–: Zum Avicennatext des Codex Vadianus 300. Sudhoffs Arch. 27 (1934/35) 499–510.

Said, Mohammad: Ibn Sīnā as a Physician. Stud. Hist. Med. 5 (1981) 298–309.

Saliba, Djémil: Étude sur la métaphysique d'Avicenne. (Thèse). Paris 1926.

Sarton, Georges: Apropos of Ibn Sīnā's 'Meccan' Qānūn. Query no. 41. Isis 22 (1934) 223.

–: Mlle. Goichon's studies on Avicennian metaphysics. Isis 33 (1941) 326–329.

–: Was any attempt made by the editors of the late Latin editions of Avicenna's „Canon" to modernize it? Isis 43 (1952) 54.

Sauter, Constantin: Avicennas Bearbeitung der aristotelischen „Metaphysik". Freiburg i. B., St. Louis, Mo., 1912.

Sayili, Aydin: The Observatory in Islam. Publications of the Turkish Historical Society, Series VII, no. 38. Ankara 1960.

Scharff, Leo: Avicennas Abhandlung über die Zustände der Seele. Phil. Diss. (masch.-schr.) Erlangen 1930.

Schipperges, Heinrich: Zur Rezeption und Assimilation arabischer Medizin im frühen Toledo. Sudhoffs Arch. Gesch. Med. Naturw. 39 (1955) 261–283.

–: Die arabische Medizin als Praxis und als Theorie. Sudhoffs Arch. 43 (1959) 317–328.

Ünver, A. Süheyl: Ibn Sīnā hayati ve esoleri hakkinda çalişmalar. Études sur la vie et les œuvres d'Avicenne. 1955.
–: Aphorisms of Avicenna. J. Hist. Med. 14 (1959) 197–201.
Ullmann, Manfred: Die Medizin im Islam. Leiden 1970.
Uspensky, Paul: Die Augenheilkunde des Avicenna. Nach dem „Liber Canonis" zum erstenmal ins Dt. übertr. Med. Diss. Berlin 1900.
Valverde, J. L. und M. C. Sanmillan: Concepto del medicamento a traves de la traducción latina del canon de Avicena, realizada por Gerardo de Cremona. Bol. Soc. Esp. Hist. Farm. XXV (1974) 147–152.
Vaux, Carra de: Avicenna. Paris 1900.
Vaux, R. de: Notes et textes sur l'Avicennisme latin aux confins des XIIe–XIIIe siècles. (Bibliothèque Thomiste, 20). Paris 1934.
Velschius, Georgius Hieronymus: Exercitatio de Vena medinensi ad metem Ibn Sinae. Augsburg 1674.
Walzer, Richard: Greek into Arabic. Oriental Studies, Vol. I. Oxford 1962.
Wickens, G. M. (ed.): Avicenna, Scientist and Philosopher. A Millenary Symposium. London 1952.
Wickersheimer, Ernest: Une liste, dressée au XVe siècle, des commentateurs du premier livre du „Canon" d'Avicenne et du livre des „Aphorismes" d'Hippocrate. Janus 34 (1930) 33–37.
Wiedemann, Eilhard: Zur Alchemie bei den Arabern. Journal für praktische Chemie, N. F. 76 (1907).
–: Ibn Sīnās Anschauungen vom Sehvorgang. Arch. Gesch. Naturwiss. Techn. 4 (1912) 239–241.
–: Definitionen nach Ibn Sīnā. S. B. Phys. Med. Societät, Erlangen 1918/19.
–: Avicennas Schrift über ein von ihm ersonnenes Beobachtungsinstrument. Unter Mitwirkung von Th. Juynboll. Acta Orient. 5 (1926) 81–167.
–: Einleitung zu dem astronomischen Teil des Kitāb al schifā (Werk der Genesung) von Ibn Sīnā. (Beiträge zur Geschichte der Naturwissenschaften, 72). Sitzungsber. Phys. Med. Soz. Erlangen 58 (1928) 225–227.
Winter, Kurt: Avicenna, Philosoph und Arzt, 980–1037. Die Heilberufe 4 (1952) 135–139.
–: Zum tausendjährigen Geburtstag von Avicenna. Das Deutsche Gesundheitswesen 7 (1952) 703–705.
Winter, Martin: Über Avicennas Opus egregium de anima (Liber sextus naturalium). Wissenschaftliche Beilage zu dem Jahresbericht des K. Theresien-Gymnasiums für das Schuljahr 1902–03, München 1903.
Wittich, Johann Sigismund: Interpretatio loci Arabici ex opere Avicennae. Wittemberg 1803.
Wüstenfeld, Ferdinand: Geschichte der arabischen Ärzte und Naturforscher. Göttingen 1840.

Sitzungsberichte der Heidelberger Akademie der Wissenschaften Mathematisch-naturwissenschaftliche Klasse

Die Jahrgänge bis 1921 einschließlich erschienen im Verlag von Carl Winter, Universitätsbuchhandlung in Heidelberg, die Jahrgänge 1922–1933 im Verlag Walter de Gruyter & Co. in Berlin, die Jahrgänge 1934–1944 bei der Weißschen Universitätsbuchhandlung in Heidelberg. 1945, 1946 und 1947 sind keine Sitzungsberichte erschienen.

Ab Jahrgang 1948 erscheinen die „Sitzungsberichte" im Springer-Verlag.

Inhalt des Jahrgangs 1982:

1. E. G. Jung. Licht und Hautkrebse. Modelle und Risikoerfassung. DM 26,–.
2. H. H. Schaefer. Georg Cantor und das Unendliche in der Mathematik. DM 17,50.
3. G. Greiner. Spektrum und Asymptotik stark stetiger Halbgruppen positiver Operatoren. DM 18,50.
4. W. Doerr. Cancer à deux. DM 13,80.
5. W. Jaeger. Untersuchungen zu Farbkonstanz und Farbgedächtnis. DM 12,80.
6. H. Habs. Die sogenannte Pest des Thukydides. Versuch einer epidemiologischen Analyse. DM 24,80.

B. M. Thimm. Brucellosis. Distribution in Man, Domestic and Wild Animals. Supplement. Geb. DM 45,–.

G. Breitfellner. Der Sekundenherztod. Ein morphologisches, funktionelles und sektionsstatistisches Profil. Supplement. Geb. DM 128,–.

Inhalt des Jahrgangs 1983:

1. H. Maier-Leibnitz. Die Verantwortungen des Naturwissenschaftlers. DM 8,–.
2. F. Cramer. „Denn nur also beschränkt war je das Vollkommene möglich...". Eine wissenschaftstheoretische Interpretation von Goethes Gedicht „Metamorphose der Tiere". DM 8,80.
3. H. Schaefer. Über die Wirkung elektrischer Felder auf den Menschen. DM 37,–.
4. W. Doerr. Altern – Schicksal oder Krankheit? DM 13,50.
5. F. Kirchheimer. Die Jubiläumsmedaillen 1686 und 1786 der Universität Heidelberg. DM 19,80.
6. H. Mohr. Evolutionäre Erkenntnistheorie – ein Plädoyer für ein Forschungsprogramm –. DM 8,80.

H. Wellmer. Dengue Haemorrhagic Fever in Thailand. Supplement. Geb. DM 52,–.

H. Schipperges. Historische Konzepte einer Theoretischen Pathologie. Supplement. Geb. DM 69,–.

Inhalt des Jahrgangs 1984:

1. R. Lüst. Extraterrestrische Astronomie. DM 17,–.
2. F. Leonhardt. Zu den Grundfragen der Ästhetik bei Bauwerken. DM 12,–.
3. Ch. Rüchardt. Die Bindung zwischen Kohlenstoffatomen, das Rückgrat der Organischen Chemie, und ihre Grenzen. DM 12,80.
4. J. Peiffer. Zur Neuropathologie der Nebenwirkungen nervenärztlicher Therapie. DM 18,–.
5. F. Linder. Geistige Grundlagen der chirurgischen Therapie. DM 14,–.

Medizinische Anthropologie. Herausgegeben von E. Seidler. Supplement. Geb. DM 76,–.

W.-W. Höpker. Mißbildungen. Interrelationen, Assoziationen und diagnostische Validität. Supplement. Geb. DM 74,–.

MIX
Papier aus verantwortungsvollen Quellen
Paper from responsible sources
FSC® C105338

If you have any concerns about our products,
you can contact us on
ProductSafety@springernature.com

In case Publisher is established outside the EU,
the EU authorized representative is:
Springer Nature Customer Service Center GmbH
Europaplatz 3, 69115 Heidelberg, Germany

Printed by Libri Plureos GmbH
in Hamburg, Germany